GÜTERSLOHER
VERLAGSHAUS

Gütersloher Verlagshaus. Dem Leben vertrauen

Manfred Lütz

Eine heitere Seelenkunde

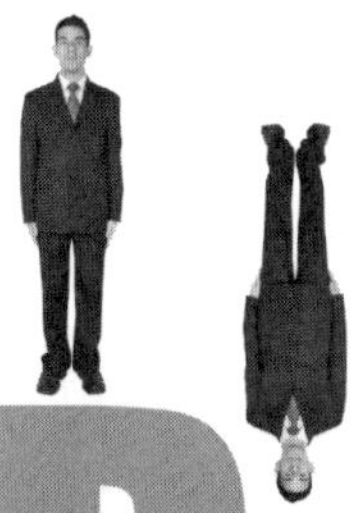

IRRE!

Wir behandeln die Falschen

Unser Problem sind die Normalen

Gütersloher Verlagshaus

Bibliografische Information der Deutschen Nationalbibliothek
Die Deutsche Nationalbibliothek verzeichnet diese Publikation in der Deutschen Nationalbibliografie; detaillierte bibliografische Daten sind im Internet über http://dnb.d-nb.de abrufbar.

In diesem Buch ist aus rein pragmatischen Gründen der Lesbarkeit stets die männliche Sprachform gewählt worden, wofür ich Leserinnen um Verständnis bitte. Der Paartherapeut Jürg Willi konstruierte den Satz: »Wenn man/frau mit seiner/ihrer Partner/in zusammenleben will, so wird er/sie zu ihr/ihm in ihre/seine oder sie/er in seine/ihre Wohnung ziehen«, um deutlich zu machen, dass eine befriedigende Lösung des Sprachproblems nicht möglich ist. »Ich ziehe die einfache Sprache der zwar korrekten, aber unübersichtlicheren vor.« Diese Auffassung teile ich.

FSC
Mix
Produktgruppe aus vorbildlich bewirtschafteten Wäldern und anderen kontrollierten Herkünften
Zert.-Nr. SGS-COC-1940
www.fsc.org
© 1996 Forest Stewardship Council

Verlagsgruppe Random House FSC-DEU-0100
Das FSC-zertifizierte Papier *Munken Premium* für dieses Buch liefert Arctic Paper Munkedals AB, Schweden.

12. Auflage, 2009

Druck und Einband: GGP Media GmbH, Pößneck
Printed in Germany
ISBN 978-3-579-06879-4
www.gtvh.de

Inhalt

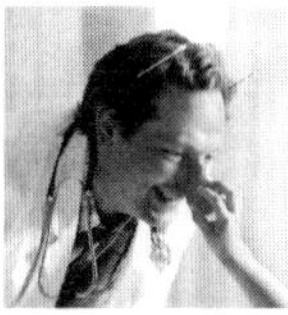

Liebe Leser!

Das häufigste Vorurteil Psychiatern gegenüber lautet: Die sind doch alle selber nicht normal! Das vorliegende Buch kann dieses Vorurteil zum Glück nur bestätigen. Manfred Lütz ist nicht normal. So viel steht schon mal fest. Ob »normal« aber das Gegenteil von krank, das Gegenteil von außergewöhnlich oder ganz was anderes ist – das müssen Sie im Laufe der Lektüre dieses Buches selber herausfinden. Der Autor ist Seelenarzt mit Leib und Seele. Und die braucht man. Seine Klinik liegt in der Nähe des Kölner Flughafens. Und wer dorthin fährt, weiß wieder: Die besten Pointen schreibt das Leben. Die Autobahnausfahrt heißt ungelogen »Wahn«.

Die ärztliche Kunst besteht darin, so viel NICHTS zu tun, wie nur möglich. Das gilt für Psychiater wie für Chirurgen. Ein Chirurg braucht 2 Jahre, um zu wissen, wie eine Operation zu machen ist. Und 20 Jahre, um zu wissen, wann die Operation NICHT zu machen ist. Genauso braucht ein Psychiater viele Jahre, um zu wissen, wann er einen merkwürdigen Menschen NICHT behandelt. Wer sich mit psychisch Kranken beschäftigt, der gewinnt einen besseren Blick dafür, was alles noch normal ist und was ein echtes Problem. Eine »irre« Erfahrung, an der uns der Autor in diesem Buch auf unterhaltsame Weise teilhaben lässt.

Wenn man sich klarmacht, wie oft jeder einfach gestrickte Computer abstürzt, ist es kein Wunder, dass psychische Erkrankungen zu den häufigsten überhaupt gehören. Dieses Buch ist eine spannende und höchst vergnügliche Entdeckungsreise durch die ganze faszinierende Psychowelt. Womöglich lernen Sie dabei, Ihre merkwürdige Tante und Ihren skurrilen Vetter anders zu sehen und zu schätzen. Und womöglich sich selber auch.

Das menschliche Gehirn ist die komplizierteste Sache der Welt. Dummerweise kommt es ohne Gebrauchsanweisung. Automatisch gehen die meisten Leute intuitiv falsch damit um. Die sagen sich: »Ich möchte mir das Gehirn möglichst lange frisch erhalten, indem ich es möglichst selten benutze!«

Falsch – das Gehirn kann man trainieren wie einen Muskel, machen Sie keinen Schließmuskel daraus. Alles, was wir oft tun, verändert unsere Hirnstruktur. »Auf die Dauer der Zeit nimmt die Seele die Farbe der Gedanken an«, sagte schon Marc Aurel vor bald 2000 Jahren in Rom. Heute nennen wir das »Neuroplastizität«, sprich: Nervenzellen formen sich neu, wenn sie genutzt werden, und in diesem Buch kann sich Ihr Hirn mal mit dem Hirn beschäftigen. Gönnen Sie ihm das!

Unser Verstand will die Dinge gerne eindeutig sortieren, aber die Welt widersetzt sich der simplen Unterteilung von krank oder gesund, links oder rechts, richtig oder falsch. Wir können in drei verschiedenen Funktionszuständen Widersprüche gleichzeitig gelten lassen: im Traum, in der Psychose und im Lachen. Von allen dreien handelt dieses Buch. Aber das Lachen ist der gesündeste von ihnen.

Die Arztsprache enthält bisweilen eine versteckte Poesie. So heißt »Schizophrenie« wörtlich: Gespaltenes Zwerchfell. Die Griechen dachten nämlich, die Seele sitze im Zwerchfell. Das finde ich als Komiker eine sehr sympathische Vorstellung, dass Lachen, Seele und Atmung zusammengehören. Aristoteles dachte noch, das Hirn sei nur ein Apparat, um das Blut zu kühlen. Und wie wir heute wissen, hat er bei vielen Menschen recht behalten ...

Selbstzweifel sind bei einem Arzt ein Qualitätszeichen. Jemanden, der auf alles eine Antwort weiß, sollte man am besten gar nicht erst fragen. Und so möchte ich betonen, dass ich mit Manfred Lütz in einigen Dingen nicht einer Meinung bin, aber er sehr offen war für Anregungen – mehr als normal. Einig sind wir uns in unserer Mission: dass Lachen das Leben schöner macht, und man humorvoll und auf gut Deutsch auch schwere Dinge gelassen an- und aussprechen kann. Komik entsteht, wenn man Tragödien anschaut und dabei ein Auge zukneift. Und so ist dieses Buch bisweilen einäugig und augenzwinkernd zugleich. Möge es vielen Lesern die Augen öffnen für die alte rheinische Weisheit: »Jeder Jeck ist anders«.

Ein herzliches Glück-Auf

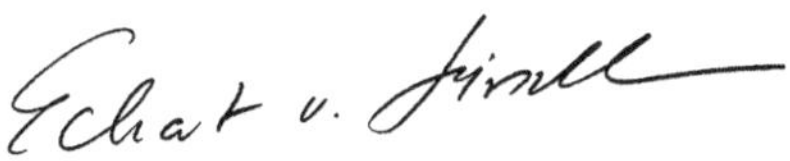

Dr. Eckart von Hirschhausen
Arzt, Kabarettist und Autor von »Arzt-Deutsch«, »Die Leber wächst mit ihren Aufgaben« und »Glück kommt selten allein«
Gründer der Stiftung HUMOR HILFT HEILEN

»Der Irrsinn ist bei Einzelnen etwas Seltenes –
aber bei Gruppen, Parteien, Völkern, Zeiten die Regel.«
Friedrich Nietzsche

Vorspiel

Wenn man als Psychiater und Psychotherapeut abends Nachrichten sieht, ist man regelmäßig irritiert. Da geht es um Kriegshetzer, Terroristen, Mörder, Wirtschaftskriminelle, eiskalte Buchhaltertypen und schamlose Egomanen – und niemand behandelt die. Ja, solche Figuren gelten sogar als völlig normal. Kommen mir dann die Menschen in den Sinn, mit denen ich mich den Tag über beschäftigt habe, rührende Demenzkranke, dünnhäutige Süchtige, hochsensible Schizophrene, erschütternd Depressive und mitreißende Maniker, dann beschleicht mich mitunter ein schlimmer Verdacht: Wir behandeln die Falschen! Unser Problem sind nicht die Verrückten, unser Problem sind die Normalen!

Um diese kühne Behauptung zu belegen, reicht es aber nicht, sich mit den Merkwürdigkeiten der Normalen zu befassen, man muss die Verrückten kennen lernen. Das ist freilich für den Normalbürger nicht so leicht möglich. Denn früher hat man psychisch kranke Menschen in Anstalten irgendwo auf die grüne Wiese verfrachtet in der treuherzigen Annahme, frische Luft könne ja nicht schaden. Als man dann merkte, dass das beherzte Herausoperieren merkwürdiger Mitbürger aus ihrer menschlichen Mitwelt die Betreffenden noch merkwürdiger machte, verlegte man sie zwar wieder schleunigst mitten in unsere Städte. Doch nun leben diese Menschen in so unglaublich professionell geleiteten Einrichtungen, dass Otto-Normalbürger den Eindruck hat, man brauche mindestens eine Universitätsausbildung, um mal einen Schizophrenen nach dem Bahnhof zu fragen. Die allgemeine Wichtigtuerei gewisser Psychofachleute schuf ein professionelles Getto, das dem Normalbürger psychisch Kranke oft so fremd erscheinen lässt, als kämen die von einem anderen Stern.

Was ist da zu tun? Aufklärung ist angesagt. Aufklärung über wahnsinnig Normale und ganz normale Wahnsinnige. In diesem Buch habe ich mir daher vorgenommen, allgemeinverständlich alle psychischen Krankheiten und alle gängigen Therapien auf dem heutigen Stand der Wissenschaft darzustellen. Beinahe jeder hat in seiner Verwandtschaft irgendeine merkwürdige Tante oder einen skurrilen Onkel, über die nur getuschelt wurde. Und jeder hat in seiner Nachbarschaft so manche eigenartige Gestalt, auf die man sich bisher keinen Reim machen konnte. Am Ende dieser Seiten sollte da mehr Klarheit bestehen. So wird das Buch Sie verändern – und Sie werden anders mit Ihren Mitmenschen umgehen.

Die ganze Psychiatrie und Psychotherapie auf 185 Seiten? Hören Sie nicht auf Leute, die mit hochgezogenen Augenbrauen behaupten, über Psychiatrie und Psychotherapie könne man nur dicke humorlose Wälzer schreiben! Ich habe das Buch sicherheitshalber von führenden Experten lesen lassen, die selbst dicke Lehrbücher geschrieben haben – und die fanden, die vorliegenden 185 Seiten würden völlig reichen. Mein Dank für wichtige Anregungen gilt insbesondere Professor Klaus Dörner, ehemals Gütersloh, Professor Wolfgang Maier, Bonn, Professor Klaus Windgassen, Remscheid, Professor Martin Hautzinger, Tübingen, und Professor Christian Reimer, ehemals Gießen. Ich danke aber ebenso den unmittelbaren Experten, Herrn Dr. Joachim Brandenburg als Betroffenenvertreter und Frau Susanne Heim als Angehörigenvertreterin für die kritische Lektüre. Dr. Eckart von Hirschhausen danke ich besonders herzlich für das launige Vorwort, für engagierte Diskussionen und viele gute Anregungen. Schließlich wurde das Buch von einem von mir sehr geschätzten Metzger gelesen, der streng auf Allgemeinverständlichkeit achtete. Eines ist also sicher: Wenn Sie dieses Buch gelesen haben, dürfen Sie definitiv mit jedem Verrückten reden, schlimmstenfalls auch mit sich selbst.

Das Buch ist übrigens sogar für Chirurgen, die natürlichen Feinde der Psychiater, geeignet. Chirurgen befassen sich zwar in der Regel nicht mit Büchern, weil die nicht bluten. Doch lesen sie mit Begeisterung Gebrauchsanweisungen – und das hier ist eine Gebrauchsanweisung für außergewöhnliche Menschen und solche, die es werden wollen.

Aus haftungsrechtlichen Gründen muss ich noch eine Warnung vorausschicken. Ich habe mich, wie üblich, dem Thema humorvoll genähert. Das ist nicht jedermanns Sache. Da der Verlag sich weigerte, Scherze gesondert zu kennzeichnen, sind möglicherweise Menschen aus Ostwestfalen zum Verständnis des Buches auf Hinweise ihrer rheinischen Verwandtschaft angewiesen. Überhaupt Ost-West-Falen. Ostfalen ist ja noch in Ordnung, Westfalen ist für uns Rheinländer schon ein Problem, aber Ost-West-Falen – da weiß man ja überhaupt nicht, wo man hinfahren soll. Ein geradezu klassisches Double-bind, eine Doppelbotschaft, die aus Sicht der systemischen Therapie zu Schizophrenie, Borderline-Störung oder Schlimmerem führen kann. Dennoch wirken die Menschen in diesem entlegenen Landstrich erstaunlich normal – und laden mich trotz meiner üblen Beschimpfungen immer wieder zu Vorträgen ein. In Wirklichkeit haben Westfalen nämlich auch Humor – nur später!

Darf man aber überhaupt über psychisch Kranke humorvoll reden? Ich finde ja. Denn Humor ist eine Form, Dinge und Menschen liebevoll ins Leben einzubeziehen. Jeder Mensch hat ein Recht auf Humor. Ich habe das bei der Gruppe »Brücke-Krücke« gelernt, die mir vor 25 Jahren in Bonn zugelaufen ist und in der behinderte und nichtbehinderte Jugendliche ihre Freizeit verbringen. Wenn da einer meiner behinderten Freunde hinreißend witzig ist, hat er auch ein Recht, dass man über ihn lacht. Wer jedenfalls glaubt, über »unsere armen psychisch kranken Menschen« nur mit ernster Miene voller Betroffenheit in Feierstunden reden zu dürfen, der grenzt diese Mitmenschen aus als Objekte unserer affektierten Soziallaunen. Vor allem aber kann man über uns Normale eigentlich nur humorvoll reden. Denn, Hand aufs Herz, Menschen, die so normal sind, dass es wehtut (Normopathen), sind zumeist hinreißend witzig.

Einführung

Die Leber wächst mit ihren Aufgaben, behauptet Eckart von Hirschhausen. Gilt das nicht auch für das Gehirn? Der Kabarettist Jürgen Becker ist da anderer Auffassung. Er hält Bandwürmer evolutionär für fortgeschrittener, weil sie das Gehirn wieder abgeschafft hätten. Sie lebten als Schmarotzer im Darm, seien bestens ernährt und fühlten sich auch sonst sauwohl. Ein Gehirn sei da völlig überflüssig. Wir Menschen dagegen steckten voller Probleme. Wir hätten größte Schwierigkeiten, uns reibungslos zu ernähren, effektiv fortzupflanzen und auch sonst Spaß am Leben zu haben. Daher müssten wir ein Gehirn mit uns rumschleppen, das Probleme löst, die wir ohne dieses überflüssige Luxusorgan gar nicht hätten.

Sei's drum. Gegenüber den Tieren sind wir jedenfalls »Mängelwesen«, wie uns der Philosoph Arnold Gehlen ins Stammbuch schrieb. Daher, meinte er, brauchten wir Menschen Institutionen, die uns über unsere Mängel hinweghelfen. Schließlich sind wir am Anfang unseres Lebens ziemlich pflegebedürftig und am Ende auch schon wieder. In der kurzen Zwischenzeit organisieren wir die Pflege – der kommenden Generation und der scheidenden Generation. Im Grunde sind wir normalerweise behindert und haben uns eine ganze Menschheitsgeschichte lang unter schweißtreibendem Einsatz unserer Gehirne damit herumgeplagt, Ferngläser zur Unterstützung der Augen zu erfinden, Hörgeräte zur Unterstützung der Ohren, Autos zur Unterstützung der Fortbewegung und Kleider zur Unterstützung unserer lächerlich unbehaarten Haut.

Diese Bemühungen müssen uns nicht gut bekommen sein. Denn gegenüber Tieren neigen wir zu merkwürdigen Verhaltensweisen. Der Biologe Midas Dekkers weist darauf hin, dass zum Beispiel Sport etwas völlig Unnatürliches sei: »Kein Tier treibt Sport. So dumm ist es nämlich nicht.« Es gibt wohl auch keine Säugetierart, die sich so ausdauernd gegenseitig umbringt. Und das liegt keineswegs an eher schlichten, muskelbepackten Gemütern. Der Psychiater Thomas Fuchs sagt, dass bei steigender Kultivierung die Neigung sogar noch zunimmt, sich gegenseitig abzumurxen. Die Lage ist brisant. Vor einem wirklichen Weltgerichtshof sähe es verdammt schlecht für uns aus. Man müsste befürchten, dass die ganze Menschheit wegen nachweislich verrücktem Verhalten und akuter Fremdgefährdung der gesamten Schöpfung in die Psychiatrie eingewiesen würde.

Muss bei solcher Lage der Dinge dann nicht damit gerechnet werden, dass in dieser verrückten Menschheit diejenigen, die von den Menschen selbst sogar ausdrücklich als verrückt bezeichnet werden, ein Ausmaß an Verrücktheit erreichen, das alle Grenzen sprengt? Doch das ist eigenartigerweise nicht der Fall. Wenn spektakuläre Straftaten psychisch Kranker passieren, werde ich manchmal von Fernsehsendern interviewt. Nach angemessener Würdigung des Einzelfalles weise ich dann stets darauf hin, dass, statistisch gesehen, psychisch Kranke weniger Straftaten verüben als Normale. Mein Fazit: »Hüten Sie sich vor Normalen!«

Woran liegt dieser merkwürdige Befund? Menschen mit einer psychischen Störung machen oft den ganz normalen Wahnsinn unserer Gesellschaft einfach nicht mit. Demgegenüber fällt dann mitunter ihr jeweils höchst individueller Wahnsinn gar nicht mehr so sehr ins Gewicht. Ja, die psychische Störung kann sogar eine besondere Fähigkeit sein. Psychisch kranke Menschen sind, wertfrei beschrieben, zunächst einmal nur außergewöhnlich.

Die meisten leiden unter dieser Außergewöhnlichkeit. Deswegen haben sich Ärzte ihrer angenommen und die Psychiatrie erfunden. Und dabei wurden Therapien entwickelt, mit denen man Leiden vermindern und aus außergewöhnlichen Menschen wieder gewöhnliche Menschen machen konnte. Doch ob Gewöhnlichsein immer von Vorteil ist? Jedenfalls haben moderne Therapeuten neuerdings entdeckt, dass es ganz unsinnig ist, die psychische Störung nur wie irgendeine Macke zu behandeln, die man möglichst schnell weghobeln muss. Denn nicht selten kann man das Problem sogar mit einigen genialen Kunstgriffen zur Lösung umarbeiten. »Was ist das Gute am Schlechten?«, fragte schon der österreichisch-amerikanische Psychotherapeut und Bestsellerautor (»Anleitung zum Unglücklichsein«) Paul Watzlawick. Er begründete damit eine ressourcenorientierte Sicht von Psychotherapie, die sich bemühte, Licht auf die Fähigkeiten eines Menschen zu werfen, der sich selbst bisher eigentlich nur als Bündel von Problemen sah. »Die Lösung hat mit dem Problem nichts zu tun«, fügte der große Therapieerfinder Steve de Shazer hinzu und plädierte dafür, den Scheinwerfer der Aufmerksamkeit radikal und ausschließlich auf die verborgenen oder vergessenen Kräfte des Patienten zu richten. Wird der Patient wieder auf seine Fähigkeiten aufmerksam, dann können die auch wieder wirken und das reiche allemal, um gute Lösungen zu finden.

Normale dagegen müssen gar nichts neu beleuchten. Wegen eines allzu dicken Fells oder wegen eines öden Gutwetterlebens haben sie nie die Chance, an wirklich herausfordernde Grenzen zu gelangen. Normalsein kann ein tragisches Schicksal bedeuten. Kein Wunder, dass sich die Normalen daher rächen, Kriege anzetteln, sich aufs Rauben, Morden und Betrügen verlegen, um dem Leben eine Spannung zu verleihen, die es sonst nicht hätte. Manchmal spielen sie auch einfach nur verrückt. »Es ist ganz nützlich, wenn man überall für verrückt gehalten wird«, sagt Audrey Hepburn in »Frühstück bei Tiffany«.

A Unser Problem sind die Normalen

I Wahnsinn

Wahnsinn finden Psychiater bei bestimmten Krankheiten. Die Öffentlichkeit spricht aber viel häufiger vom »ganz normalen Wahnsinn« und meint damit keine Krankheiten, sondern die flächendeckenden Merkwürdigkeiten, von denen die Massenmedien landauf landab berichten. Die Folgen dieses ganz normalen Wahnsinns sind erheblich desaströser als die harmlosen Spinnereien eines Schizophrenen aus dem Nachbarhaus. Dieser offen zutage liegende ganz normale Wahnsinn beweist mit letzter Evidenz die beunruhigende These dieses Buches: Unser Problem sind die Normalen!

1. Der ganz normale Wahnsinn – Hitler, Stalin und die Hirnforschung

War Hitler verrückt? Für viele Menschen ist diese Frage schnell beantwortet. Ein solcher Massenmörder muss doch verrückt gewesen sein! Gewiss, normal ist es nicht, einen Weltkrieg auszulösen und Völkermord zu betreiben. Doch ist das schon gleich krank? Keineswegs! Denn wenn es so wäre, dann müsste man einen Hitler vielleicht sogar für schuldunfähig erklären. Soweit man weiß, hat nur ein einziger Psychiater, der spätere Heidelberger Lehrstuhlinhaber Karl Willmanns, Hitler jemals von Nahem gesehen. Doch auch von Ferne hat noch kein ernst zu nehmender Psychiater Adolf Hitler Schuldunfähigkeit bescheinigt. Er war gewiss eine monströse Erscheinung, maßlos in seinem Hass, in seiner Aggression, in seinem Vernichtungswillen, aber krank war er eben nicht. Zu behaupten, Adolf Hitler sei krank gewesen, banalisiert das Entsetzliche der historischen Katastrophe, die mit diesem Namen verbunden ist. Man hätte dann Hitler ja nur anständig psychiatrisch behandeln müssen und das ganze Problem hätte sich in Wohlgefallen aufgelöst. Mit ein bisschen Medikation, ein bisschen betreutem Wohnen und vor allem Arbeitstherapie für einen psychisch kranken Münchner Kunstmaler wäre der Tod von Millionen von Menschen zu verhindern gewesen. Doch das ist Unsinn. Hitler war normal, schrecklich normal. Er war so normal, dass er sogar eine besondere Fähigkeit hatte, sich ganz genau auf die Normalen einzustellen, nämlich genau das zu sagen, was die hören wollten, was bei denen ankam. Joachim Fest hat in seiner klassischen Hitlerbiografie historische Größe an der Frage festgemacht, ob ein Mensch das Denken und Fühlen einer Zeit zu bündeln vermag – und er kam erschreckenderweise zum Ergebnis, dass man insoweit Adolf Hitler Größe nicht schlechterdings absprechen könne. Denn in der Tat bedurfte es einer gewaltigen Kommunikationsleistung, unter dem Einsatz populistischer Rhetorik höchst erfolgreich Stimmung für sich selbst zu machen, Menschen auf sich zu fixieren, für seine Zwecke zu benutzen und dann einen ganzen Staat, ja eine ganze Welt in einen Krieg hineinzutreiben. Eine psychische Erkrankung hätte einen solchen über fast dreißig Jahre andauernden Kräfte aufwändigen Prozess schon im Ansatz unmöglich gemacht. Es gibt für das Böse, das Hitler getan hat, aber auch für die, die mitgemacht haben, keine Entschuldigung. Hitler war nicht krank, sondern normal. Und gerade das ist das eigentlich Erschütternde an diesem Menschen. Kriege werden ohnehin nie von psychisch Kranken geführt, dazu bedarf es einer allzu ausdauernden Zielstrebigkeit. Wäre Hitler psychisch krank gewesen, hätte er seine Verbrechen nicht begehen können.

Für manche war auch der ehemalige Priesteramtskandidat Josef Stalin ein Kandidat für den Psychiater. Vor allem das »krankhafte« Misstrauen des alten Diktators, das unzählige Menschen das Leben kostete, wurde da genannt. Doch wer tatsächlich nur unter dem Eindruck realitätsfernen Verfolgungswahns irrational um sich schlagen würde, dem würde schon bald niemand mehr gehorchen. Dagegen ist ein gewisses Misstrauen für Diktatoren geradezu lebensnotwendig. Unter den

Millionen Toten, die Stalins ganz normaler Wahnsinn kostete, waren sicher auch einige, die seiner Herrschaft wirklich hätten gefährlich werden können. Und seine nicht ermordeten Gegner überlegten es sich nach all den Massenmorden gewiss sehr gründlich, ob sie wirklich ihr Leben riskieren wollten. Es gibt keine Hinweise darauf, dass Josef Stalin psychisch krank gewesen sein könnte. Es war ganz im Gegenteil die robuste verbrecherische Effektivität Stalins, die ihm die Herrschaft sicherte. Wenn Alleinherrscher dagegen alt und krank werden, dann lassen sie nach in der systematischen Unterdrückung ihrer Gegner – und das kostet sie nicht selten die Macht. Der Schah von Persien, aber auch Erich Honecker und der kongolesische Diktator Mobutu sind Beispiele dafür.

Wer demgegenüber wirklich größenwahnsinnig ist, der stellt sich auf eine Kreuzung in Wanne-Eickel und behauptet, ganz sicher der Größte zu sein. Nach vergleichsweise kurzer Behandlung in der örtlichen Psychiatrie ist dieses Problem bald gelöst und der Mann kann wieder seinem Job im Stadtarchiv nachgehen. Wenn sich aber jemand, der Kim il Sung hieß, auf den zentralen Platz der nordkoreanischen Hauptstadt Pjöngjang stellte und das Gleiche behauptete, allerdings umgeben von zahlreichen jubelnden Anhängern, dann konnte man dieses Problem nicht durch psychiatrische Behandlung lösen. Denn der Mann war normal, jedenfalls nicht krank. Dass auch so ein ganz normaler Wahnsinn erblich sein kann, sieht man jetzt an seinem höchst merkwürdigen Sprössling, der das größte Gefangenenlager der Welt mit unverminderter Brutalität und unter Einsatz internationaler Unberechenbarkeit befehligt. Schon Mao Tse-tung war bekanntlich nicht der liebe Onkel, als der er sich öffentlich gern darstellen ließ, sondern ein egomaner sadistischer Lüstling, der wohl mehr Morde auf dem Gewissen hat als jeder andere Mensch seit Bestehen der Menschheit. Doch all diese Eigenschaften erreichten bei diesen merkwürdigen Subjekten nie das Ausmaß einer Behandlungsbedürftigkeit, die dann ja auch Behandlungsfähigkeit bedeutet hätte.

In unseren Tagen waren Beispiele für ganz normalen Wahnsinn ein Diktator wie Saddam Hussein, ein Terrorist wie Osama Bin Laden oder der Menschenfresser von Rotenburg, Armin Meiwes, auf den sich sogar Hollywood stürzte. Doch Saddam Hussein war über Jahre in der Lage, ein großes Land unter seiner Kontrolle zu halten, Osama Bin Laden versteckt sich schon sehr lange höchst erfolgreich vor den Amerikanern und hält sein Terrornetzwerk dennoch intakt und Armin Meiwes inszenierte sich selbst mit offensichtlich größtem Vergnügen. All das ist nicht krank, sondern abscheulich. Man kann das nicht behandeln, man kann das nur verachten und verurteilen.

Neuerdings haben die Hirnforscher versucht, uns die Verantwortung für diese peinlichen Schattenseiten der ganz normalen Menschheit abzunehmen. Der Hirnforscher Gerhard Roth verkündet frohgemut, dass wir an all dem gar nicht schuld sind. Er plädiert für die Abschaffung des Strafrechts und die Einweisung von Gesetzesübertretern in Dressuranstalten. Tolle Idee! Wir sind es nicht, es ist unser Gehirn! Und dafür sind wir nachweislich nicht zuständig. Kann ich etwas dafür, wenn die Neurotransmitter in meinem Vorderhirn verrücktspielen und meine Moral durcheinanderbringen? Die Idee von Herrn Roth und seinen Hirnforscherfreunden ist nicht besonders neu. In unseren Tagen begehen wir ihren 290. Geburtstag. Ein gewisser Herr Toland hatte schon im Jahre 1720 das Gehirn für eine Maschine erklärt, die nach ihren eigenen Gesetzen unsere Gedanken produziert. Damals war man noch gebildet genug, den Irrtum zu erkennen. Natürlich kann man ohne ein Klavier keine Klaviersonate spielen und tatsächlich gibt es keinen einzigen Ton ohne eine Tastenbewegung. Doch ohne die genialen Ideen von Leuten wie Ludwig van Beethoven und ohne Klavierspieler wie meine Töchter gäbe es in Wirklichkeit gar keine Klaviersonaten. Natürlich entsprechen allen unseren Gedanken irgendwelche materiellen Veränderungen im Gehirn, und auch bevor Gedanken ausdrücklich und klar werden, gibt es in der Erwartung eines Gedankens messbare Neurotransmitteraktionen. Doch wer das Klavier mit dem Komponisten oder dem Klavierspieler verwechselt, der würde einem ähnlichen Irrtum aufsitzen wie der Gast im Restaurant, der die Speisekarte mit dem wirklichen Essen verwechselt und herzhaft in den Karton beißt. Kategorienfehler nennt das die Philosophie. Früher konnte man damit Witze bestreiten. Heute trauen sich viele in den heiligen Hallen esoterisch dreinblickender Hirnforscher kaum mehr, laut zu reden oder gar zu lachen, geschweige denn allzu drastischem Unsinn freimütig zu widersprechen. Es braucht schon Philosophen wie Jürgen Habermas, die den Schwindel entlarven und davor warnen, mit solch leichtfertigem Gerede gehe unsere freiheitliche Gesellschaftsordnung vor die Hunde.

Doch woran liegt die Attraktivität derartiger Theorien? Sie entlasten! Sie entlasten uns Normale von der immer unheimlicher werdenden totalen Verantwortung für den ganz normalen Wahnsinn, den wir Tag für Tag anrichten: Tut uns leid, wir waren es nicht, wir sind es nicht und wir werden es auch nicht gewesen sein! Bei unseren Neurotransmittern! – Wir sind nicht für all die Kriege, den massenhaften Hunger, die Ausbeutung von Mensch und Natur, wir Menschen sind nicht für all diese Menschenverachtung verantwortlich. Es sind die Neurotransmitter, die uns verachten. So haben wir es auf unterhaltsame Weise geschafft, uns selbst wegzuzaubern. Im Grunde gibt es uns gar nicht, wir sind jedenfalls an nichts schuld und so sind wir, »wissenschaftlich« abgesichert, unversehens jenseits von Gut und Böse gelandet. Da können wir uns wohlfühlen, unseren Urlaub genießen und die nächste Party. Nur wenn wir ein bisschen krank werden, gar unheilbar krank, dann müssen wir leider damit rechnen, dass die Neurotransmitter der anderen das gar nicht lustig finden. Zwar ist ein bisschen soziales Engagement fürs eigene Wohlfühlen und übrigens auch evolutionär ganz gut. Da zeigt sich, dass der Mensch doch Mensch ist, und kein Wolf. Doch bitte keine Übertreibung! Wenn Menschen auf dem Mond landen, dann wird man doch wohl durch humane Methoden jahrelange Pflegefälle vermeiden können! Leiden ist ein arger Neurotransmitternotstand für den Leidenden selbst, für die unter der Pflege leidenden Helfer und für die ganze Gesellschaft, die lieber Hüpfburgen als Dekubitusmatratzen finanziert. Hüpfburgen für Erwachsene nannte Mikas

Dekkers die gängigen schweißtreibenden Wellnessoasen. In dem Roman »Die Entbehrlichen« beschreibt die schwedische Autorin Ninni Holmqvist die Gesellschaft einer gar nicht so fernen Zukunft, in der alle über 50-Jährigen, die der Gesellschaft keine Kinder geschenkt haben, nach einem irgendwann erfolgten Parlamentsbeschluss in einen luxuriös ausgestatteten Bereich ausgelagert werden. Dort müssen sie für Organtransplantationen zur Verfügung stehen und vor allem bald – in angenehmer Atmosphäre – abtreten. Wer in letzter Konsequenz das größte Glück für die größtmögliche Zahl erreichen will, der kann da eigentlich nur zufrieden sein. Die Neurotransmitter lächeln.

Der ganz normale Wahnsinn spielt sich heute also nicht mehr bloß in abschreckenden Gestalten aus Fleisch und Blut ab, in einem Hitler, einem Stalin, einem Mao-Tse-Tung. Der ganz normale Wahnsinn ist inzwischen auch in blutleere Theorien eingedrungen. Und von da aus wirkt das schleichende Gift in die ganze Gesellschaft hinein. Übrigens sehen auch Sie, lieber Leser, der Sie das gerade lesen, nicht mehr so ganz frisch aus. Ihnen fehlt irgendwie die Freude, die Vitalität, die übersprudelnde Hingabe an die Zukunft unserer Gesellschaft. Sie werden doch nicht ernsthaft mit ihrer traurigen Weiterexistenz einer glücklichen Gesellschaft die Glücksbilanz verhageln wollen? Sie wissen doch: Es gibt einen »Exit«, auch für Sie ...

2. Der wahnsinnig Normale – Einfarbig Strammstehen

Da ist aber nicht nur der ganz normale Wahnsinn. Es gibt auch die wahnsinnig Normalen. Es gibt diese öden blassen Gestalten, an die man sich partout nicht erinnern kann, obwohl sie einem im Zug stundenlang gegenübergesessen haben. Diese grauen Mäuse unserer Normalgesellschaft, deren Motto ist: Bloß nicht auffallen! In der Schule waren sie gut bis mittelmäßig, etwas streberartig, aber nur so sehr, dass die Klassenkameraden sich nicht herausgefordert fühlten. In der Pubertät klebten sie dem Lehrer Kaugummis auf den Stuhl – ohne es irgendjemandem zu sagen, damit sie nicht erwischt wurden. Im örtlichen Waschsalon fanden sie ihre Frau fürs Leben, der Sauberkeit über alles ging, porentiefe Sauberkeit natürlich. Sie wurden Buchhalter in der Finanzverwaltung und widerstanden ihrem Bedürfnis, Ärmelschoner zu tragen, nur, um damit nicht aufzufallen. Ihre Kleidung wählten sie stets so, wie es sich für den gepflegten Herrn gehört: Mann ist dann gut angezogen, wenn sich keiner später mehr erinnern kann, was er anhatte. Auch ihre Meinungen liegen stets im Trend. Ein bisschen kritisch, aber nicht allzu viel. Sie sterben unspektakulär am Herzinfarkt, wie die meisten ihrer Freunde, und auf dem Grabstein steht: Er lebte still und unscheinbar, er starb, weil es so üblich war. – Damit liegen sie sogar als Leiche noch total im Trend. Solche Menschen hätten nie die Chance, in eine Psychiatrie eingeliefert zu werden. Sie böten bei allen psychologischen Tests den ultimativen Normalbefund. Von außen ist man nicht immer sicher, ob sie überhaupt leben, und wenn ja, wie? Wahrscheinlich aber leben sie doch irgendwie, man merkt es nur nicht.

Wir wollen solch wahnsinnig Normale nicht verachten. Sie sind schließlich der Kitt unserer Gesellschaft. Sie sind die Existenzbedingung jeder Straßenverkehrsordnung. Sie sind die Freude aller Statistiker, die nichts so sehr hassen wie statistische Ausreißer. Die wahnsinnig Normalen sind das Passepartout, damit sich alle Außergewöhnlichen auch wirklich außergewöhnlich fühlen können.

Doch gibt es da ein Problem mit diesen Normalen. Sie mögen die anderen nicht. Sie hassen all die Bunten, die Schrillen, die Lauten. Es macht sie wütend, dass da immer wieder diese regellosen Chaoten sind, die falsch parken, die Höchstgeschwindigkeit überschreiten und auf der Autobahn zu lange links fahren. Nie würde es ihnen einfallen, mit solchen Leuten zu reden. Aber wenn das Fass überläuft, dann bricht es aus ihnen heraus, dann kann ein braver Bürger zur Furie werden, dann brüllt er los in gerechtem Zorn. Der Psychotherapeut

Paul Watzlawick hat die Mühseligkeiten eines solchen Lebens in der berühmten Geschichte vom Hammer geschildert: Ein Mann möchte ein Bild aufhängen und stellt fest, dass er über keinen Hammer verfügt. Da überlegt er, ob er nicht den Nachbarn nach einem Hammer fragen soll. Doch dieser merkwürdige Mensch ist immer so einsilbig, möglicherweise hochnäsig, arrogant, egoistisch, vielleicht sogar ein so abgefeimter Charakter, dass er zwar einen Hammer besitzt, ihn aber nicht herausgibt. Unglaublich so etwas, eine Frechheit, eine bodenlose Unverschämtheit! Und so schellt er an der Tür des ihm völlig unbekannten Nachbarn und brüllt dem verblüfften Mann mit hochrotem Kopf ins Gesicht: Behalten Sie Ihren Hammer!

Wahnsinnig Normale sind zwar normal, aber sie können unberechenbar sein. Neulich hat ein Mann in einer Kleingartenanlage, der sich wegen Lappalien immer wieder mit seinen Nachbarn stritt, eine dreiköpfige Nachbarsfamilie kurzerhand erschlagen. Alles spricht dafür, dass dieser Mann wahnsinnig normal war.

Wer kein Blut sehen kann und deswegen seinen Nachbarn nicht gleich erschlagen will, der kann ihn heutzutage geistig fertigmachen. Im Zeitalter der political correctness wurde der Pranger wieder eingeführt. Am mittelalterlichen Pranger wurden Menschen auf einem öffentlichen Platz zur Strafe zur Schau gestellt mit einem Schild, auf dem ihr Vergehen genannt wurde. Man hält das heute für eine eklatante Verletzung der Menschenwürde. Doch zugleich hegt man keinerlei Bedenken, einen Menschen wegen einer nicht korrekten öffentlichen Äußerung in allen Medien der Lächerlichkeit und Verachtung preiszugeben. Am Pranger stand man im Mittelalter an einem bestimmten Ort nur für einige Stunden. Die Opfer der political correctness bekommen in der Regel lebenslang, und das überall. Denn über die elektronischen Medien wirkt eine öffentliche Diskreditierung weltweit und hat fast schon Ewigkeitscharakter. Man gewinnt den Eindruck, die Menschheit habe ein ebenso natürliches wie unstillbares, tiefliegendes Bedürfnis nach Inquisition. Und da die Kirche mit derlei Institutionen nicht mehr aufzuwarten hat, haben wir die Inquisition demokratisiert. Jeder kann jeden zum abgefeimten Teufelsbraten, zur widerlichen Höllenbrut, zum unbelehrbaren Ketzer erklären. Neuere Forschungen haben ergeben, dass die wirkliche Inquisition nach strengen Regeln und somit erheblich zurückhaltender vorging, als es ihr monströser Ruf wahrhaben will. Vielfach verstand die Inquisition es als ihre Aufgabe, Opfern eines diffusen Volkszorns Gerechtigkeit widerfahren zu lassen. Hexenverfolgungen gab es nur in den Gegenden, wo die Inquisition nicht funktionierte, also nicht in Spanien, sondern in Deutschland. Doch heute gibt es für Opfer der political correctness keinen Gerichtshof, an dem sie sich verteidigen könnten. All die wahnsinnig Normalen pochen unerbittlich darauf, dass alle, wirklich alle, das sagen, was alle sagen, dass sie also normal reden. Und was normal ist, das bestimmen sie selbst, die wahnsinnig Normalen.

Kein Wunder also, dass alles Normabweichende für diese Normalen ein einziges Ärgernis ist. Gewiss, gegen Normabweichung nach oben traut man sich als einzelnes kleines graues Mäuschen nicht aufzubegehren. So kehrt sich aller unausgelebter Ärger gegen die da oben um in Aggression gegen die da unten. Nach oben ducken und nach unten treten, das können sie gut, die wahnsinnig Normalen. Sie halten das für ihr Recht, ihr Menschenrecht geradezu. Denn sind sie es nicht, die die ganze Gesellschaft am Laufen halten? Sind sie es nicht, die mit ihren Steuergeldern alles zahlen, die mit ihrem reibungslosen Gehorsam Sicherheit und Wohlstand von allen garantieren? Und so schießen sie sich ein auf die Ausländer, die Behinderten, die Gescheiterten einer Gesellschaft. Sie schießen zwar nur mit Worten, aber oft mit Worten wie Gewehrkugeln. Nicht leichtfertig reden sie so. Erst nach sorgfältiger Überprüfung, ob der andere auch normal denkt, sagen sie in wohliger Atmosphäre von Gleichnormalen, was sie alles so Normales denken. Die Ausländer sollten mal schön dahin gehen, wo sie hergekommen sind, die Gescheiterten seien ja schließlich selbst schuld, ohne Schweiß und Tränen gehe es im Leben halt nicht ab und die Behinderten, da gebe es doch inzwischen genaue Untersuchungen, durch die man die Geburt von Behinderten verhindern könne: »So etwas muss doch heute nicht mehr sein ...«

Eine dumpfe spießige Atmosphäre herrscht in solchen Kreisen. Das muss schon im alten Athen so gewesen sein, als Diogenes von Sinope am helllichten Tage vorbei an all den Normalen seiner Zeit mit einer Laterne durch Athen lief und auf die Frage, was er denn da mache, antwortete: Ich suche einen Menschen. Die wahnsinnig Normalen gab es offensichtlich zu allen Zeiten, und sie kommen aus allen Schichten der Bevölkerung. Auch Ärzte sind dabei. Die Euthanasiebewegung ist keineswegs von den Nazis erfunden worden, sondern von Ärzten, von Psychiatern. Der renommierte Kollege Hoche plädierte zusammen mit einem gewissen Herrn Binding im Jahre 1920, zu Zeiten also, als Hitler erst noch übte, dafür, »lebensunwertem Leben« einen »guten Tod« zu bereiten. Eu-thanasie heißt das griechisch übersetzt. Die Anormalen sollten die Gesellschaft der Normalen nicht mehr allzu sehr belasten. Es ist erfreulich, wenn Ärzte in Krankheiten Defizite sehen, die sie wegzumachen versuchen. Das schätzen wir an ihnen. Wenn sie aus ihrer gewerblichen Sicht der Dinge aber eine Weltanschauung machen, wird ärztliches Gerede menschenverachtend. Und diese Mentalität hat den Nationalsozialismus problemlos überlebt. Sie greift gesellschaftsweit um sich. Der Nobelpreisträger Watson, der mit Herrn Crick zusammen in den fünfziger Jahren des vergangenen Jahrhunderts die Doppelhelix entdeckte, schlug allen Ernstes vor, Menschen mit niedrigem Intelligenzquotienten höhere Steuern aufzuerlegen, wenn sie Kinder in die Welt setzten, denn damit würden sie die Gesellschaft ja unnötig belasten. Erst als er sehr viel später etwas über eine angeblich geringere Intelligenz der schwarzen Rasse verlauten ließ, schlug die political correctness zu. Denn »Rasse« sagt man aus den bekannten historischen Gründen nicht mehr. Man muss das anders umschreiben. Fremde kann man zum Beispiel sagen und »Überfremdung« ist inzwischen ein Ausdruck, der sich bei den Normalen von Rechts außen bis Links außen eingebürgert hat.

Wahnsinnig Normale gibt es in allen Kulturen. Niemand würde in bestimmten Gegenden der Türkei einen Vater psychiatrisch behandeln, der seine Tochter zwangsverheiratet, sie tötet, wenn sie dem zuwiderhandelt, sich selber aber einige männliche Ausnahmen von der ehelichen Treue gestattet. In bestimmten Gegenden Siziliens soll es auch heute noch ganz normal sein, das zu tun, was die Mafia mit überzeugenden »Argumenten« nahelegt. Die Omertà, das Schweigegebot, bestimmt, was gesagt und vor allem, was nicht gesagt werden darf. Das kommt den wahnsinnig Normalen entgegen. Denn selbst reden sie eigentlich nicht so gern, diese Normalen, vor allem nicht öffentlich.

Freilich können sie einem auch unheimlich werden, diese nichtssagenden Gestalten. Sie sagen zwar nichts, aber sie laufen überall mit. Zum Mythos des Nachkriegsfrankreich gehörte, dass fast alle Franzosen im Widerstand gegen Hitler und seinen Vasallen, den alten Marschall Pétain, gewesen seien. In Frankreich selbst gab es aber dann Anfang der 70er-Jahre des vergangenen Jahrhunderts einen gut recherchierten Aufklärungsfilm, der die Verhältnisse leicht korrigierte. Da konnte man den Marschall Pétain sehen, wie er Anfang 1944 durch das von den Deutschen besetzte Paris fuhr. Die Straßen und Plätze waren schwarz von Menschen. »Ganz Paris jubelte dem alten Verdun-Kämpfer zu.« Zwei Millionen Menschen waren auf den Beinen. Es war ein Triumphzug! Vier Monate später: die gleichen Bilder. Doch nun war es sein Todfeind, der General de Gaulle, der nach der Befreiung durch Paris fuhr. Wieder waren zwei Millionen Menschen auf den Beinen. »Ganz Paris jubelte dem Befreier zu.« Und dann der Kommentar: »Paris hatte damals zwei Millionen Einwohner. Es müssen dieselben gewesen sein.«

Auch in Deutschland waren die Normalen inhaltlich wahnsinnig flexibel. Werner Höfer, der journalistische Biedermann der Kultsendung »Frühschoppen«, der im Deutschen Fernsehen der Nachkriegszeit die ganz normale demokratische Sicht der ganz normalen neuen Demokratie zelebrierte, musste schließlich kleinlaut gehen, weil er auch die braunen Verhältnisse mal für ganz normal gehalten hatte und ganz normal tiefbraun kommentiert hatte. George Orwell hat in seinem visionären Roman »1984« die bezwingende Wirkung von Massen dargestellt und wie schwierig es ist, sich einem solchen Massensog als Einzelner zu entziehen. Die wahnsinnig Normalen klatschen gern Beifall, wenn sie in Masse auftreten. Dann jubeln sie auch Hitler zu, Stalin, Mao Tse-tung und Kim il Sung. Und dann sind sie plötzlich nicht mehr grau, sondern braun oder rot oder sonstwie einfarbig. Dann stehen die wahnsinnig Normalen wie geklont in Reih und Glied zu Tausenden vor irgendeinem abscheulichen Repräsentanten des ganz normalen Wahnsinns und fühlen sich wohl. Denn dann können sie all diejenigen verachten, die sonst immer das Mittelmaß verachtet haben. Dann spüren sie, dass sie, die Mittelmäßigen, ganz viele sind und dass sie Macht haben über all die abweichenden bunten Vögel. Und dann geht ein erleichtertes Raunen durch die Masse der wahnsinnig Normalen, dann wird ihre Normalität militant.

Normopathen nennt man mit leichter Ironie Menschen, die so wahnsinnig normal sind, dass es wehtut. Wenigstens der Umgebung. Doch schon solche Ironie kann gefährlich sein. Denn Humor, die Infragestellung seiner selbst, ist verbissenen Normopathen völlig fremd. Es fehlt ihnen die Leichtigkeit, vielleicht auch manchmal der Leichtsinn. Daher setzen sie sich mitunter in Comedyshows und lachen an den Stellen, an denen alle lachen. Man muss dann die Scherze nicht verstehen, fühlt sich aber in der Atmosphäre allgemeinen Einverständnisses wohl. Doch wenn sie dann die Veranstaltung verlassen, ist das Leben wieder genauso bierernst wie vorher. Bei solchen Menschen, denen es wichtig ist, alles immer richtig zu machen, und die nie falsch parken, kommt einfach keine Stimmung auf. »Blödsinn« ist für sie ein vernichtendes Schimpfwort.

II Blödsinn

Blödsinn kann aber durchaus etwas Erfreuliches sein. Der rheinische Karneval feiert den Blödsinn. Erwachsene Menschen werden kindisch und albern. Und sie lieben das. Die üblichen Kontrollen fallen weg. Das Kind im Manne kann sich genauso austoben wie alle anderen Kinder. Man sieht das Leben von einer ganz anderen Seite. Wir Kinder verkleideten uns nie mit gekauften Kostümen, sondern zogen ausrangierte, aber eben völlig unpassende »normale« Klamotten an. Mit dem Strohhut meiner väterlichen und dem Schlafrock meiner mütterlichen Großmutter ausstaffiert, brauchte ich nur noch einige verschlimmbessernde Korrekturen am Gesicht und schon konnte ich mich in den Trubel werfen. Man spielte verrückt und man genoss das. Es gibt Leute, die behaupten, Rheinländer seien nur in der so genannten fünften Jahreszeit, im Karneval, sie selbst. Den Rest des Jahres würden sie sich bloß verstellen und als normal verkleiden.

Ähnliches habe ich beim Karneval in Venedig erlebt. Bei diesem ganz anderen Karneval, der voller künstlerischer Kreativität steckt, wird Venedig zur Bühne und Italiener spielen in den fantasievollsten Verkleidungen sich selbst und andere. Auch da kam mir der Verdacht, Italiener würden das ganze Jahr über nur vorgeschriebene Rollen spielen, und erst hier, beim Karneval, würden sie selbstvergessen sie selbst sein. Ich erlebte, wie verschiedene »Päpste« mit umfangreichem Gefolge sich plötzlich begegneten und auf der Straße eine hinreißende Komödie improvisierten. Exotische Masken präsentierten sich stundenlang auf den Plätzen der Stadt, nichts war ernst, alles war heiter, aber doch nicht witzig. Unfreiwillig witzig wirkten da bloß einige exilierte Rheinländer, die mit ihren uniformen Karnevalsmützen wie Störche im Salat durch das bunte Treiben stapften.

Jedes Theaterspiel ist völlig zwecklos, aber höchst sinnvoll. Es regt den Geist an, die Fantasie, die Einbildungskraft, es füllt den unwiederholbaren Moment des Lebens, in dem es sich vollzieht, und zieht den Betrachter auf diese Weise hinein in ein geistiges Abenteuer. So weitet jedes fantasievolle Spiel, auch das Theaterspiel, den Blick hinaus aus den Engen des normalen Lebens.

Es gibt also fantasievolle Menschen, die spielen nur mal Blödsinn. Die versuchen auf diese Weise bloß probeweise, als Lockerungsübung, aus allzu eingefahrenen Gleisen auszubrechen. Allerdings gibt es leider auch Menschen, die wollen den Blödsinn sozusagen persönlich verkörpern. Doch das wird dann nicht lustig, leicht und unterhaltsam. Das wird bierernst. Und so etwas gibt es inzwischen flächendeckend, es greift um sich wie eine Seuche: der ganz normale Blödsinn.

1. Der ganz normale Blödsinn – Dieter Bohlen, Paris Hilton und das Wesen der Dinge

Dieter Bohlen ist ein mäßig begabter Musiker, der sich gern Pop-Titan nennen lässt. Wie kaum ein anderer hat er die Medien für sich eingespannt. Seine Autobiografie, in der er vor allem von Aktivitäten seiner unteren Körperhälfte berichtet, wurde vor Jahren ein Bestseller. In so genannten Casting-Shows glänzt er vor dem Publikum mit, darauf legt er Wert, von ihm selbst erfundenen Unflätigkeiten. Die gießt er über schlicht begabte Gemüter aus, die es für den Höhepunkt ihres irdischen Daseins halten, einmal im Leben im Fernsehen zu sein – und sich dann bis auf die Knochen blamieren zu können. Gnadenlos zieht Dieter Bohlen mit menschenverachtenden Sprüchen über seine Opfer her – und verdient sich dabei dumm und dämlich. Immerhin ist Dieter dadurch von der Straße und langweilt sich nicht in einer Welt zu Tode, in der es so ein Prachtexemplar wie ihn nur einmal gibt. Schließlich ist das der einzige Mensch, für den er sich wirklich interessiert. Was ist das Geheimnis des Dieter Bohlen? Dieter Bohlen vermarktet sich selbst als Produkt. So hat er aus dem, was man eine schwere Beziehungsbehinderung nennen könnte, einen durchschlagenden Werbegag gemacht. Dieter Bohlen hätte jedenfalls eigentlich das Zeug für einen richtig tragischen Fall. Er hält Frauenbeziehungen nur wenige Jahre durch. Dann ist der Titan entweder bei seinen Partnerinnen so sehr auf Normalmaß geschrumpft, dass sie nicht mehr die Bewunderung für ihn aufbringen, die der Titan für einzig angemessen hält, oder der Hautbefund seiner Lebensabschnittspartnerinnen hat sich bedenklich verändert oder irgendeine andere Katastrophe ist eingetreten. Jedenfalls muss Dieter dann dringend wechseln. Er meldet das dramatische Ende regelmäßig in der Boulevard-Presse. Und wenig später wird dann »die Neue« vorgestellt. Auch in der Presse. Die Neue sieht meistens ziemlich genauso aus wie die Alte und wenn das nicht so ist, muss sie sich vermutlich bald umarbeiten lassen. Dieter Bohlen ist dann glücklich, was er auch ausführlich berichtet – bis es wieder so weit ist. Um die Dramatik dieser Live-soaps etwas zu erhöhen, wird schon mal die Reihenfolge verändert. Er lässt, wie es aussieht, zuerst die Neue in der Klatsch-Presse melden und macht dann erst mit der Alten Schluss. Das ist zwar für die Alte misslich, aber sie ist dann wenigstens vollständig im Bilde, wenn Dieter Bohlen ihr eröffnet, dass sie nun die Alte ist. Mitleid kommt da kaum auf, denn nichtentmündigte Frauen wissen schließlich, worauf sie sich beim Titan einlassen.

Keiner meiner Patienten ist so abgedreht wie Dieter Bohlen und keine meiner Patientinnen so naiv wie seine Gespielinnen. Dennoch, so verrückt das Ganze auch ist, weder Dieter Bohlen selbst noch seine Alten/Neuen hätten die Chance, in der Psychiatrie behandelt zu werden. Dieter Bohlen erfreut sich nach Lage der Dinge praller körperlicher und seelischer Gesundheit. So sehr Sie sich dagegen sträuben, lieber Leser: Dieter Bohlen ist normal. Wer wird da noch meine These bestreiten, dass unser Problem nicht die psychisch Kranken sind. An diesem Beispiel von ganz normalem Blödsinn zeigt sich nur umso drastischer: Unser Problem sind die Normalen.

Dieter Bohlen ist kein Einzelfall. Er ist auch keine Erstausgabe. Schon vor ihm gab es in unseren Breitengraden einen Gunter Sachs. Der machte im Wirtschaftswunderzeitalter klar, dass man nichts können muss, um viel Geld auszugeben. Sein Beruf war Erbe-Sein und er lebte diese Berufung öffentlich mit aller Hingabe aus. Irgendwelche auch nur annähernd geistreiche Bemerkungen sind von ihm nicht überliefert. In unseren Tagen hat Boris Becker eine hervorragende Koordination des rechten Armes mit beiden Beinen bewiesen. Mit dieser Fähigkeit hat er als Tennisspieler viel Geld verdient. Dagegen ist nichts zu sagen. Doch dass man aus der Fähigkeit, bestimmte Muskelgruppen effektiv zu koordinieren, schließt, dieser Mann könne dann gewiss auch kluge Lebensweisheiten von sich geben, ist ein merkwürdiger Fehlschluss. Man weiß nicht genau, ob man für den so produzierten ganz normalen Blödsinn diejenigen verantwortlich machen soll, die ausdauernd solche Fragen ans falsche Objekt stellen, oder Boris Becker selbst, der keiner Kamera und keinem Mikrofon ausweicht. Weder bei Gunter Sachs noch bei Boris Becker wäre durch eine psychiatrische Behandlung Besserung zu erzielen. Es fehlt dafür nämlich die entscheidende Voraussetzung: Sie sind nicht krank. Ganz im Gegenteil, sie sind erschreckenderweise berstend normal.

In Amerika ist von gleichem Kaliber eine gewisse Paris Hilton. Die reiche Hotelerbin hat sich entschlossen, ein Leben im Rampenlicht zu führen. Für jeden Blödsinn scheint sie zu haben zu sein. Ihre Fehlverhaltensweisen wurden neulich zu Recht mit Sozialstunden geahndet. Auch das Supermodel Naomi Campbell wird bisweilen sozial auffällig, wenn sie Telefone und Gläser gezielt auf ihre Hausangestellten wirft. Auch sie geht dann zum allgemeinen Vergnügen und mit großer Medienaufmerksamkeit ein paar Stunden sozial putzen. Völlig verrückt, sollte man meinen. Doch all diese selbstverliebten Stars sind nicht krank. Sie leiden nicht an ihrem offensichtlichen Narzissmus. Sie machen Geschäfte damit. Sie bieten sich mit all ihrer Egozentrik als Vorbilder an. Damit ruinieren sie zwar auf Dauer die sozialen Standards unserer Gesellschaften, aber das stört sie nicht weiter. Denn der ganz normale Blödsinn, den sie tagaus tagein produzieren, verkauft sich prachtvoll. Keine meiner Patientinnen hat sich jemals so dämlich und verantwortungslos benommen wie diese Partyladys. Dennoch, behandlungsbedürftig sind Frau Hilton und Frau Campbell jedenfalls nicht. Alles völlig normal!

Unterdessen hat sich der ganz normale Blödsinn zu einem eigenen Berufszweig entwickelt. Comedy heißt das Gewerbe und da werden ziemlich mühsame Witze im Fernsehen gewöhnlich mit woanders aufgezeichnetem Publikumsbeifall zusammengeschnitten. Comedy hat mit Humor nichts zu tun, Comedy rechnet mit Rudelreaktionen. Man macht sich einfach über alles lustig. Jede noch so entfernte witzfreie Assoziation mit den Geschlechtsorganen löst wieherndes Gelächter aus. Das Niveau liegt irgendwo zwischen spätem Kindergarten und früher Pubertät. Saublöde Witzfiguren rennen atemlos durch eine Dekoration, die verdächtig nach Kindergeburtstag aussieht. Gegen eine solch elende Quälerei erscheint das Zwangslachen bei Mittelhirnkrankheiten geradezu als eine Wohltat. Die Witze eines hinreißenden Manikers sind allemal geistreicher als solche abgefahrenen Witzmüllhalden. Der ganz normale Comedy-Blödsinn gefährdet inzwischen nachhaltig den guten Geschmack. Doch behandeln kann man das nicht. Dieser ganz normale Blödsinn ist bedauerlicherweise völlig normal.

Esoterik, das war früher ein amüsantes Thema für gelangweilte Ladys, die zu viel Zeit hatten. Mit Horoskopen befasste man sich augenzwinkernd zur allgemeinen Gaudi. Doch natürlich nahm den ganzen Unsinn niemand wirklich ernst. Als die Gefahr bestand, dass schlichte Gemüter das alles tatsächlich glauben könnten, haben Wissenschaftler wie Hans Jürgen Eysenck und andere in den achtziger Jahren des vergangenen Jahrhunderts die Unhaltbarkeit von Astrologie und anderem Blödsinn zweifelsfrei nachgewiesen. Doch da war es schon zu spät, da rollte die Welle der Irrationalität bereits unaufhaltsam. Und so haben auch dieses Thema die Normalen für sich entdeckt. Mit Akribie versenkt man sich in die dunklen, aber possierlicherweise definitiv lösbaren Geheimnisse dieser Welt. In ganz normalen Steinen vermuten, ja wissen diese ganz Normalen die ungeahnten Energien, die ihnen selbst immer fehlten. Mit Wünschelruten rennen sie über unwegsames Gelände, um

Wasseradern zu finden. Und sie glauben felsenfest an unbekannte Flugobjekte, bemannt mit Wesen von so überlegener Intelligenz – dass man sich eigentlich fragen müsste, was die an einer so Blödsinn-begeisterten Menschheit interessant finden sollten. Viel hat das ganze geheimnisvolle esoterische Geraune mit dem wahnsinnig tollen Gefühl zu tun, nun endlich mehr zu wissen als die schlichte Nachbarin. Und außerdem will man ja in diesem kurzen Leben nichts verpassen. Ein Mangel an Bildung und dafür eine gehörige Halbbildung begünstigen die abwegige Vorstellung, über irgendwelches geheimes Wissen könne man holterdiepolter zum Kern der Dinge gelangen. Angesichts dieses allgemein herrschenden real existierenden ganz normalen Blödsinns würde Sokrates ironisch lächeln, Buddha milde und Luther würde es die Zornesröte ins Gesicht treiben.

Wie in der Spätantike gilt: Wer nichts mehr glaubt, glaubt alles. Die Heidenangst ist zurückgekehrt. Um bloß nichts falsch zu machen, bependeln ausgewachsene Akademiker irgendwelche Gegenstände, um zu erfahren, was sie nun eigentlich tun sollten. Sie gehen zu Wahrsagerinnen oder lassen sich Karten legen. Man redet umstandslos mit Menschen im Jenseits, als säßen die hier am Tisch, und hält sich dabei für robust normal, während im psychiatrischen Krankenhaus um die Ecke die Medikamente erhöht werden, wenn ein Patient wieder Stimmen hört. Doch um keine Missverständnisse aufkommen zu lassen: Zusammen mit Gleichgesinnten aus irgendwelchen blödsinnigen Gründen Menschen im Jenseits zum Reden zu zwingen, ist keine Krankheit. Es ist Blödsinn. Ganz normaler Blödsinn.

Ein völlig normaler sympathischer Unternehmer erzählte mir, er habe mit seiner Frau nach dem Tod der Schwiegermutter ein »Medium« im Taunus aufgesucht, das Kontakt mit der Entschlafenen aufgenommen habe. Gegen die drängende Todesangst gibt man sich nicht bloß der allgegenwärtigen Gesundheitsreligion hin, um dem Tod vielleicht doch noch durch gesundheitsbewußtes Verhalten ein Schnippchen zu schlagen. Damit nichts schiefgehen kann, glaubt man sicherheitshalber gleich noch an die Wiedergeburt. Freilich waren sich die Weisen aller Völker in Wenigem einig, in einem aber doch: dass das unendliche Leben die Hölle sein müsse. Man stelle sich das ganze Vergnügen mit der Wiedergeburt doch einmal praktisch vor: noch einmal den ganzen Ärger als Säugling mit der dauernden wohlbegründeten Heulerei, schon wieder die mühsame pubertäre Pickelproblematik und dann all die sonstigen Fährnisse des Lebens, die einen am Ende doch etwas gelassener gemacht haben. Wer sich ernsthaft seine Wiedergeburt wünscht, den sollte man eigentlich auf seinen Geisteszustand hin untersuchen lassen. Doch leider muss aus psychiatrischer Sicht abgewunken werden. Man muss auch hier das Schlimmste vermuten: Behandlung völlig ausgeschlossen. Denn: alles normal!

Wie in den absurden antiken Mysterienkulten geht es heute in esoterischen Zirkeln zu. Gegen den unglaublichen Unsinn, der da geglaubt wird, ist mancher Schizophrene im akuten Schub ein Hort reinster Rationalität. Denn das alles ist schließlich erheblich mühsamer, als wenn einer ab und zu schizophrenerweise denkt, die Nachbarin belästige ihn mit Laserstrahlen. Doch die Esoterikfans Frau Müller und Herrn Meier ficht all das nicht an. Sie sind sich sicher, dass sie nun endlich alles irgendwie ein Stück weit tiefer und eigentlicher sehen. Je komplizierter und schwerer verständlich das Ganze ist, desto gläubiger staunen Frau Müller und Herr Meier. Doch leider ist auch komplizierter Unsinn Unsinn. So befassen sich Esoteriker ausdauernd und mit hohem Zeitaufwand mit ganz viel betörendem, rätselhaftem und wortreichem – Quatsch. Man möchte das Ganze am liebsten für kompletten Schwachsinn erklären. Doch psychiatrisch liegt kein Schwachsinn vor. Psychiatrisch liegt die Intelligenz von Esoterik-Freaks satt im Normbereich. Der ganze esoterische Blödsinn ist kein Schwachsinn, er ist vielmehr ganz normaler Blödsinn. Über den man freilich nicht lachen darf. Denn Esoterik ist eine komplett humorfreie Zone.

2. Der blödsinnig Normale – Über spülende Frauen und röhrende Hirsche

Unter Normen verstand man früher seit Jahrhunderten überkommene Maßstäbe. Ihre Macht war ihre unhinterfragte und verlässliche Gültigkeit. Auf diesem Fundament, so glaubte man, konnte sich die Gesellschaft in gesicherten Bahnen weiterentwickeln. Die griechische Tragödie lebt von ausweglos erscheinenden Konflikten zwischen den überkommenen Normen und der Willkür der Herrscher. Groß ragt die Gestalt der Antigone des Sophokles bis in unsere Zeit hinein, die das eigene Leben aufs Spiel setzt, um pflichtgemäß den Bruder zu bestatten. Ethos nannte man die Summe der geltenden Normen einer Gesellschaft. Schon die Griechen waren dabei allerdings mit der Tatsache konfrontiert, dass es zwar bei ihnen Pflicht der Kinder war, ihre Eltern, wenn sie gestorben waren, zu begraben. Sie wussten aber auch, dass es in Asien Gegenden gab, wo die Pietät von den Kindern verlangte – ihre toten Eltern aufzuessen. Was also normal ist, was gut ist, zeigt sich erst, wenn man mit dem Ethos einer bestimmten Gesellschaft vertraut ist. Über das Ethos muss man nicht nachdenken, man lebt in ihm, man vollzieht es. Kinder, die in Griechenland ihre Eltern bestatteten, taten das gewöhnlich nicht aufgrund einer theoretischen Überlegung, sondern weil sie wussten, dass sich das so gehörte. Und Kenntnis über die merkwürdigen Üblichkeiten im fernen Asien hatte man nur in einigen Gelehrtenstuben. Heute aber ist alles anders. Die Entdeckung, die Kolonialisierung und die Entkolonialisierung der Welt haben zum Phänomen der Globalisierung geführt. Wir Heutigen wissen plötzlich zu einem bestimmten Zeitpunkt an einem bestimmten Ort nicht mehr genau, was wir dort zu tun haben. Wir können uns ja in einem beliebigen Moment die Menschen aller Zeiten und aller Weltgegenden vergegenwärtigen – und ihre ganz unterschiedlichen Normen. Was gilt denn dann noch und warum? Gewiss, diese Einsicht kann uns lustvoll befreien von allen einengenden Normen, die uns als Orientierung mitgegeben wurden. Denn es gibt immer anderswo ein glückliches Leben auch ohne diese speziellen Normen, die uns nun mal zufällig geprägt haben.

Der Preis für eine solche Befreiung ist freilich eine tiefe Verunsicherung. Wenn alle Normen nämlich gleich gültig sind, sind sie dann nicht auch gleichgültig? »Erlaubt ist, was gefällt« ist das Motto von Goethes Torquato Tasso. Doch, in den Alltag zurückgekehrt, funktioniert eine solche Befreiung nicht. Wenn nichts mehr unbefragt gilt, tritt Stress ein. Es ist der gleiche Stress, der die Pubertät so anstrengend macht. Weil man alles, wirklich alles, höchst persönlich und natürlich ganz anders als die bisherige Menschheit entscheiden will. Doch nach welchen Kriterien? An was soll man sich orientieren, wenn alles zur Disposition steht? Wenn im Grunde alles irgendwo auf der Welt irgendwann einmal normal war oder ist: Was ist dann überhaupt noch normal?

Um dem Stress zu entgehen, haben sich Menschen daher neue künstliche Milieus zusammengezimmert, in denen plötzlich wieder so etwas wie Normalität herrscht, allerdings oft eine ziemlich blödsinnige Normalität. Schon die protestierenden 68er-Studenten kannten in den unvermeidlichen Jeans ihre Nonkonformistenuniform. Und sogar in der berühmten Kommune 1, die sich revolutionärerweise nackt abbilden ließ, herrschten, wie wir heute wissen, nach Abschalten der Kameras unausgesprochene Regeln: Die Frauen spülten ab und die Männer machten Revolution.

Aber auch weniger revolutionäre Menschen brauchen ihre unhinterfragten Normalitäten. Als die Kirchen sich jüngst überlegten, wie sie die Menschen besser da abholen könnten, wo sie sind, mietete man einige gescheite Soziologen und die stellten erwartungsgemäß genau das fest, was Soziologen immer feststellen: Dass es nämlich »die Menschen« gar nicht gibt. Es gebe, so hätten sie herausgefunden, ganz verschiedene so genannte Sinusmilieus, in denen sich das unstillbare Normalitätsbedürfnis der Menschen heute austobt. Solche gesellschaftlichen Kuschelecken sind vor allem durch ihre unvergleichliche Ästhetik charakterisiert. Da gibt es das »traditionsverwurzelte« rustikale Milieu mit dem röhrenden Hirsch über der Wohnzimmercouch, die »etablierte« abgefahrene Wohnungsinstallation mit hypermoderner Kunst und die »postmaterielle« ökologisch durchgestylte Wohnlandschaft, von der in künftigen Jahrhunderten archäologisch nichts mehr gefunden wird, da sie dann längst vollständig kompostiert worden ist. Auch die genauso eintönigen Mainstream-Milieus, in denen Normalität normal ist, und die hedonistischen Milieus, in denen Spaß haben Bürgerpflicht ist, machen die Sache nicht besser. Es gibt nun Kirchenvertreter, die passgenaue Botschaften in diese Milieus senden wollen. Doch damit ist die Funktion seriöser Religion verkannt. Religion ist eine wichtige Irritation, die die Menschen aus ihrer Alltäglichkeit herausreißen kann. Sie könnte im Grunde all die blödsinnig normalen, gegen anders eingerichtete sorgfältig abgeschotteten Kreise erfolgreich aufmischen. Das hätte Pepp. Dagegen ist eine stromlinienförmig angepasste Soft-Religion, die genauso blödsinnig normal wird, wie es all die blödsinnig Normalen sowieso schon sind, überflüssig wie ein Kropf. Manchmal weiß man nicht, wen man verrückter finden soll: diejenigen, die in derartigen Welten leben, oder diejenigen, die an diese Welten wirklich glauben, als seien sie nicht bloß interessante soziologische Beschreibungen, sondern handfeste urwüchsige Realitäten. Doch in Sinusmilieus ist überhaupt nichts verrückt, da ist alles exakt an seinem Platz. Menschen in solchen Sinusmilieus fühlen sich total normal, blödsinnig normal.

Die Sinusmilieus sind Krisensymptome einer explodierenden Gesellschaft, die vielen »Ratgeber« auch. Die Ratgeberliteratur schlage eine Schneise der Verwüstung durch Deutschland, hat der Soziologe Ulrich Beck einmal festgestellt. Und in der Tat, für all das, was sich früher von selbst verstand, was man von Mutter, Vater oder aus dem Dorf gehört und gesehen hatte, gibt es heute Ratgeber aus Papier. Viele Menschen denken, sie seien für sich selbst gar nicht mehr kompetent. Und so gibt es Ratgeber für alles und jedes. Eigentlich völlig normale Vorgänge werden zu geheimnisvollen Phänomenen, zu deren Bewältigung man dringend ausgewiesene Experten benötigt. Jahrmillionen lang wurde der homo mehr oder weniger sapiens als Baby mehr oder weniger gestillt. Mit Erfolg, wie man an Ihnen sieht, lieber Leser. Heute gibt es Stillratgeber – für Frauen. Für Männer klafft eine schmerzliche Lücke. Denn auch Väter haben ihre Probleme, wenn sie das Kind schaukeln und der kleine Racker plötzlich einen Saugreflex bekommt, der natürlich komplett ins Leere geht. Ein großes Geschrei ist die unvermeidliche Folge. Wie man als Mann mit einer solch schmerzlichen Frustration umgehen soll, damit werden die früheren Herren der Schöpfung bisher völlig allein gelassen. Eine Marktlücke! Und demnächst wird es noch Ratgeber fürs Nasebohren geben – damit man keine Arterie trifft. Ratgeber gehören zu den großen Normalisierern, die einer verunsicherten Gesellschaft wenigstens im Kleinen sagen, wo's langgeht. Doch auch auf diese Weise wird man nicht wirklich normal, sondern höchstens blödsinnig normal.

Der Kitt, mit dem die blödsinnig normalen Sinusmilieus vor allem zusammengehalten werden, ist die Verachtung. Die Verachtung der anderen. Zu welchem Milieu man gehört, bemerkt man wohl am intensivsten durch den Widerwillen, der einen in anderen Milieus überfällt. Sich selbst hält man in all seiner eigenen Spießigkeit natürlich für einen Ausbund an Normalität. Der Paartherapeut Jürg Willi hat die Beobachtung gemacht, dass Paare nicht so sehr durch gemeinsame Präferenzen zusammengehalten werden, sondern durch gemeinsame Abneigungen. Kaum etwas stabilisiere eine Partnerschaft so sehr, wie von einer Einladung nach Hause zu fahren und sich über die anderen eingeladenen Gäste in traulicher Zweisamkeit das Maul zu zerreißen: »Das Kleid von Frau Schmitz war doch wirklich unmöglich ...!« – »Das kann man wohl sagen ...!« Geben Sie zu, lieber Leser, Ihnen und mir ist so was noch nie passiert ...

Wie kann man am sichersten ganz viel Kohle machen? Natürlich indem man mit den Charakterschwächen der Menschen rechnet. Denn die sind so sicher wie das Amen in der Kirche. Das Mitläufertum ist eine solche unausrottbare Charakterschwäche und daher ist sie die Mutter aller modernen Marketingstrategien. Was alle machen, kann doch nicht falsch sein. Das mache ich doch sicherheitshalber mal mit! Man will unbedingt dabei sein, egal bei was. Alles andere wird verachtet. Mode heißt das Zauberwort. Wenn sich alle kariert anziehen, will man sich auch kariert anziehen. Denn das machen ja alle, und was alle machen, ist ganz sicher normal. Dass man dann bloß ganz blödsinnig normal aussieht und das sicher nichts mit wahrer Schönheit zu tun hat, zeigt sich daran, dass alle nach zehn Jahren das, was sie schließlich damals höchstselbst getragen haben, nunmehr furchtbar scheußlich finden.

Die Vermutung, dass einem das in zehn Jahren mit dem Fummel, den man jetzt zum Besten gibt, auch so gehen wird, ist tabu. Denn der raffiniert gesteuerte ständige Wechsel des ultimativ herrschenden »normalen« Geschmacks ist der ökonomische Clou des Ganzen. Wenn man alle Menschen jedes Jahr mit dem Schlachtruf »Das ist jetzt Mode!« in neue völlig normale Klamotten prügeln kann, dann berechtigt das zu den schönsten wirtschaftlichen Hoffnungen. Unter dem Stichwort Mode kann man jeden Blödsinn für normal erklären. So lässt die Tyrannei der Mode alle jedes Jahr aufs Neue blödsinnig normal aussehen, aber genau dadurch ist sie eine ökonomische Labsal für die Textilindustrie. Der Rubel rollt. Leidtragende sind die sich permanent umziehenden Mitläufer der neuen Zeit, die Modekonsumenten, die jede Albernheit mitmachen. Nicht zuletzt leidet der gute Geschmack. Doch das ist der Preis für den glühenden Wunsch, mit all den anderen Normalen zusammen total im Trend liegen zu wollen. Krank ist das nicht. Im Gegenteil. Schließlich sieht man ganz schön normal aus, notfalls blödsinnig normal.

»Da hat sich jemand unmöglich gemacht« war in meiner Kindheit eine gängige Formulierung für Menschen, die zufällig oder absichtlich irgendeinen willkürlichen Formenkanon nicht beachtet hatten. Nun war dieser Mensch, philosophisch gesprochen, nicht nur möglich, sondern nachweislich sogar wirklich. Doch man leugnete nicht nur die Wirklichkeit dieses normabweichenden Menschen, sondern sogar seine Möglichkeit. »Unmöglich dieser Mensch!« war eine im Grunde vernichtende Kommentierung durch irgendwelche blödsinnig Normale, die sich für das Zentrum der Welt hielten. Cool und Uncool heißen heute die Entsprechungen in der Jugendsprache. Und »peinlich!« ist das zeitlose Gefühl, das einen selbst oder andere beschleichen kann, wenn man sich unvermittelt in einer falschen Welt wiederfindet, die zu einem nicht passt oder zu der man selbst, oder wenigstens das eigene Outfit, nicht passt. Pubertäre, die sich noch für keines der »normalen« Milieus entschieden haben, finden sicherheitshalber erst einmal auf amüsante Weise alles peinlich. Vor allem die eigenen Eltern.

»Ein psychisches Problem haben wir eigentlich nicht, Herr Doktor. Unser Problem wäre gelöst, wenn mein Mann endlich einsehen würde, dass ich recht habe!« Im Brustton der Überzeugung eröffnete eine Frau so die erste Sitzung einer Paartherapie. Der kampferprobte Ehemann gab grollend zurück: »Stimmt, ein psychisches Problem haben wir nicht. Unser Problem wäre gelöst, wenn meine Frau wieder tun würde, was ich sage – wie das früher einmal war.« In solcher Konstellation hat man als Therapeut schlechte Karten. Denn man muss die Koalitionsangebote beider Seiten höflich zurückweisen. Sich in einen derartigen dreißigjährigen Krieg mit eigenen Truppenteilen einzumischen, wäre höchst fahrlässig. Im besten Fall verbünden sich dann beide Kriegsparteien gegen den Therapeuten und man hat auf diese Weise zumindest die Ehe stabilisiert. Man kann in solchen Fällen therapeutisch versuchen, über die Phasen der Ehe zu sprechen, in denen kein Krieg herrschte, und vorsichtig die Frage zu erörtern, wie man solch erfolgreiche Phasen wiederherstellen könnte. Zuweilen besteht bei kämpferischen Ehen aber wenig Interesse an langweiligem Frieden. Dann kann die Lösung darin bestehen, den Krieg weniger kräfteaufreibend zu gestalten. Erfolgreich wird man freilich nur dann sein, wenn es den Partnern gelingt, die eigene Auffassung nicht als die einzig normale anzusehen. Doch das ist für Normale immer schwierig, denn im Gegensatz zu gewissen Schizophrenen, die nur in der akuten Krankheitsphase sich selbst für die einzig Normalen halten, hält ein solcher Zustand in mehr oder weniger starker Ausprägung bei manchen so genannten Normalen lebenslang an. Sich selbst mal probeweise in Frage zu stellen, das täte solchen Normalen sehr gut und übrigens uns allen, die wir ja zugegebenermaßen immer mal wieder ein bisschen wahnsinnig oder blödsinnig normal reagieren. Humor wäre ein probates Mittel dafür. Doch wirklicher Humor ist im normalen Leben leider rar.

Wirklicher Humor kann aber aus der öden Welt der blödsinnig Normalen befreien. Man bekommt Distanz von sich, von den eigenen Rechthabereien, von den eigenen muffigen Milieus. Man lernt, dass man zwar eines freundlichen mitmenschlichen Umgangs wegen gewisse Formen beherrschen sollte, aber dass man sich umgekehrt nie von Formen beherrschen lassen sollte. Mit Humor kann man aus Lust und Laune auch einfach mal ganz herrlich unnormal sein. Doch genau das hassen sie, die blödsinnig Normalen, wie die Pest.

Am Ende der Kapitel über den ganz normalen Wahnsinn, die wahnsinnig Normalen, den ganz normalen Blödsinn und die blödsinnig Normalen liegt drastisch vor aller Augen, dass all diese Normalen in Wahrheit das eigentliche Problem unserer Gesellschaft darstellen. Die Nachrichtensendungen sind voll davon, die Boulevardzeitungen auch und Besserung ist kaum zu erwarten. Denn Behandlungsmöglichkeiten gibt es nicht. Wahnsinnig normale Politiker kann man frühestens alle vier Jahre abwählen. Doch in manchen Ländern sorgen sie durch Abschaffung von Wahlen dafür, dass auch solche Lösungen unmöglich sind. So drängen sie sich jahraus jahrein optisch und akustisch in den Medien einer genervten Öffentlichkeit auf. Und weil andererseits Vertreter des ganz normalen Blödsinns weder gewählt noch abgewählt werden können, ist gegen die Dieter Bohlens unserer Gesellschaft leider überhaupt kein Kraut gewachsen. Die Lage erscheint aussichtslos. All die wahnsinnig und blödsinnig Normalen bestimmen unser Leben und machen es zur Hölle. Man sehnt sich nach dem Extraordinären und bekommt doch immer nur das Ordinäre.

B Warum behandeln, und wenn ja, wie viele? – Über Unsinn und Sinn von Psychiatrie und Psychotherapie

Aber vielleicht gibt es doch Hoffnung. In früheren Zeiten hatte man Krankheit und Gesundheit noch nicht so strikt getrennt. Man kannte einen Morbus sacer, eine heilige Krankheit, die Epilepsie, weil man vermutete, während seines Anfalls stehe der Epileptiker in direktem Kontakt mit der Gottheit. Auch die psychisch Kranken hatte man früher nicht so rigide und systematisch aus der normalen Gesellschaft ausgegliedert, wie das heute der Fall ist. Sie prägten mit ihrer Außergewöhnlichkeit eine fantasievollere Welt. Sie belächelten die Normalität und dieses Lächeln wärmte alle, auch die Normalen.

Könnte nicht eine neue Sicht von psychischen Krankheiten die ganze spießige Gesellschaft wieder lockern und aus dem Zangengriff der wahnsinnig und blödsinnig Normalen befreien? Die Chance besteht, denn unbemerkt von einer breiteren Öffentlichkeit hat sich in Psychiatrie und Psychotherapie eine Entwicklung durchgesetzt, die in psychischen Krankheiten nicht bloß Defizite zu sehen vermag, sondern auch Ressourcen, besondere Kräfte, die dem Patienten selbst aus seiner psychischen Krise helfen können. Was wäre aber, wenn man diese Kräfte auch wieder für die ganze Gesellschaft nutzbar machen könnte?

Dazu ist freilich Aufklärung erforderlich. Und daher wird im Folgenden der Versuch unternommen, dem geneigten Leser die gesamte Psychiatrie und Psychotherapie auf dem heutigen Stand der Wissenschaft allgemeinverständlich zu präsentieren. Allerdings ohne die segensreichen Wirkungen der inzwischen um sich greifenden absurden Lachgruppen zu berücksichtigen, in denen man sich nicht tot-, sondern gesundlacht, wohl aber mit einer gehörigen Prise Humor.

I Warum überhaupt behandeln?

1. Knapp vorbei ist auch daneben – Wenn Irrenärzte irren

Ich war geschockt. Gerade hatte ich mit einem katholischen Psychiater über meine ersten Erfahrungen auf dem Gebiet der Psychiatrie gesprochen. Und was dieser fachlich hochqualifizierte sympathische Kollege mir da im Plauderton sagte, das fand ich empörend. Ihm habe immer besonders imponiert, auf welche Art und Weise der heilige Franz von Assisi mit seiner Schizophrenie umgegangen sei. Franz von Assisi schizophren! Das schlug dem Fass den Boden aus. Ich hatte, wie viele andere Menschen, Franz von Assisi immer geschätzt. Der »Poverello« aus Umbrien hatte die mittelalterliche Schickeria aufgemischt, war für radikale Armut eingetreten, hatte die Schöpfung wiederentdeckt, den Vögeln gepredigt. Merkwürdig war der gegen seinen Vater rebellierende umtriebige Industriellensohn wohl, aber schizophren? Ich ließ noch einmal die bekannte Lebensgeschichte des volkstümlichen Heiligen vor meinem geistigen Auge vorbeiziehen und versuchte dann, die gerade frisch gelernten psychiatrischen Begriffe darauf anzuwenden. Und tatsächlich, das Resultat war erschreckend. Der Kollege schien recht zu haben! Franz von Assisi hatte zweifellos akustische Halluzinationen imperativen Charakters, das heißt, er hat Stimmen gehört, die ihm Befehle erteilten, und so etwas galt als erstrangiger Hinweis auf Schizophrenie. In San Damiano, einem kleinen, verfallenen Kirchlein in der Nähe von Assisi, hatte Franz von einem Kreuz die Stimme Jesu gehört: »Bau meine Kirche wieder auf!« Er hatte das nicht abstrakt aufgefasst, sondern ganz konkret, geradezu »konkretistisch«, wie Psychiater sagen, und hatte Stein auf Stein das Gotteshaus wiederaufgebaut. Man stelle sich plastisch vor, morgen würde sich ein junger Mann in abgerissenen Klamotten im Einzugsbereich meines Krankenhauses daranmachen, eine kleine verfallene Kapelle, die ihm gar nicht gehört, wiederaufzubauen. Passanten würden das bemerken, die Polizei würde herausgeschickt und auf die Frage, was er da mache, würde der junge Mann strahlend behaupten, eine Stimme von einem Kreuz habe ihm das befohlen. Hand aufs Herz: Wahrscheinlich hätten wir demnächst wieder einen neuen Patienten. Im Grunde doch ein klarer Fall! Oder etwa nicht?

Mir ließ das Problem keine Ruhe. Ich fand die Lösung ein wenig zu simpel. Sollten etwa all die außergewöhnlichen Menschen aller Völker, die mitunter auch merkwürdige Erlebnisse gehabt hatten, in Wirklichkeit gar nicht außergewöhnlich, sondern schlicht verrückt gewesen sein: Buddha, Johannes der Täufer, Kaiser Konstantin, Luther und schließlich auch der heilige Franz? Dass der berühmte Psychiater Kurt Schneider eine bestimmte Form von akustischen Halluzinationen als »Symptome ersten Ranges« für die Diagnose einer Schizophrenie genannt hatte, war unbestritten. Dass man später auch befehlende Stimmen dazurechnete, ebenfalls. Doch irgendetwas konnte an der ganzen Sache nicht stimmen. So vertiefte ich mich in die wissenschaftlichen Grundlagen der Psychiatrie – und kam zu einem überraschenden Ergebnis.

Der Begriff Psychiatrie kommt aus dem Griechischen. Psyche heißt Seele und Iatros heißt Arzt. Die einzige wirkliche Aufgabe von Ärzten ist es, leidende Menschen zu heilen oder ihr Leid wenigstens zu lindern. Zu diesem Zweck – und nur zu diesem Zweck! – brauchen Ärzte Diagnosen. Die Diagnose ist also, wie schon Aristoteles erkannt hat, eine ganz besondere Erkenntnisform. Eine Diagnose ist keine Erkenntnis an sich, wie die Erkenntnisse der Naturwissenschaft. Die Diagnose ist von ihrem Wesen her eine zweckgerichtete Erkenntnis. Und der einzige Zweck der Diagnose ist die Therapie, die Behandlung von leidenden Menschen. Das Leid psychisch kranker Menschen besteht nicht nur in der Last der sie bedrängenden außergewöhnlichen Phänomene. Ihr Leid besteht auch in einer oft tiefgreifenden Störung der Kommunikation mit anderen, mit der normalen Welt. Manche psychisch Kranke verschließen sich ganz in ihre eigene Welt. Sie haben felsenfeste Überzeugungen, die kein anderer Mensch mit ihnen teilt. Sie scheuen aus einem Gefühl der Unfähigkeit heraus den mitmenschlichen Kontakt. Erfolgreiche Therapie heißt dann in der Psychiatrie nicht nur, dass die psychische Störung selbst beseitigt oder wenigstens gelindert ist, sondern Therapie betrifft auch die sozialen Folgen. Der Mensch muss sich wieder befreit als kommunikatives soziales Wesen erleben dürfen. Mit allen Mitteln der Psychotherapie, der medikamentösen Therapie und vieler anderer Methoden das zu erreichen, das ist, kurz gesagt, die ganze Aufgabe der Psychiatrie.

Die entscheidende Frage war also: Hat Franz von Assisi gelitten? Hatte er Schwierigkeiten mit seinen Mitmenschen, hatte er Kommunikationsprobleme? Offenbar nicht. Er war von heiterem Gemüt, konnte im wahrsten Sinn des Wortes keiner Fliege etwas zuleide tun und war außerdem von einer so unglaublichen kommunikativen Kompetenz, dass er Tausende junger Menschen seiner Zeit begeisterte. Bis heute folgen Zehntausende Männer und Frauen, verteilt über alle Länder der Erde, der Armutsregel des heiligen Franz. Er ist sogar eine Gestalt, die in den Bestrebungen um die Einheit aller Christen eine besondere Rolle spielt. Denn in ihm sehen Katholiken, Protestanten und selbst Orthodoxe ein leuchtendes Vorbild christlichen Lebens. Mit anderen Worten, alle Gründe, die Psychiater veranlassen, unter psychischen Störungen leidende Menschen zu behandeln, fallen bei Franz von Assisi weg. Wenn es nur Menschen wie Franz von Assisi gegeben hätte, wäre die Psychiatrie nie erfunden worden. Franz von Assisi war also zwar ein höchst ungewöhnlicher Mensch mit ganz außergewöhnlichen Erlebnissen, aber er war berstend gesund. Dabei ist übrigens unerheblich, ob jemand die Stimme vom Kreuz für eine göttliche Stimme hält oder als »religiös Unmusikalischer« für eine Einbildung bei übersprudelnder Fantasie. Beides ist nicht krank.

Damit ist klar: Es ist gefährlich, Einsichten, zu denen die Psychiatrie bei leidenden Menschen gelangt ist, umstandslos auf nicht leidende Menschen zu übertragen. Die Unart mancher Psycho-Experten, Diagnosen auch auf Leute anzuwenden, die bei ihnen gar nicht den Krankenschein abgegeben haben – insbesondere auf Kollegen –, ist ein Missbrauch von Diagnosen. Es muss der Grundsatz gelten, dass ein Mensch im Zweifel gesund ist. Sonst wird die Welt zur Diktatur der langweiligen Normopathen, der grauen Mäuse jeder Gesellschaft, die mit einer Ideologie korrekter Normalität alles Außerordentliche einebnen und eine willfährige Psychiatrie dazu missbrauchen, alles Irritierende in diagnostische Schubladen zu sperren. Dann würde diese ganze bunte Welt totalitär mit nicht erwünschten Behandlungen überzogen – und für die wirklich Leidenden bliebe keine Zeit mehr.

Die Affäre mit dem heiligen Franz von Assisi hatte mir einiges klargemacht. Und künftig konnte ich mit psychiatrischen Erkenntnissen gelassener umgehen. Wissenschaft ist im Sinn moderner Wissenschaftstheorie keine Wahrheitslehre. Und die Psychiatrie beruht auf einer hermeneutischen Methode, das heißt, sie liefert mehr oder weniger nützliche Bildbeschreibungen – aus denen man gewisse Schlüsse für die Therapie leidender Menschen ziehen kann. Nicht mehr und nicht weniger.

2. Fantastisch anormal – Über Genie und Wahnsinn

Eine imperialistisch werdende Psychiatrie würde nicht nur einen so fantasievollen Menschen wie Franz von Assisi grandios missverstehen. Für gewisse Menschen, die komplette Fantasieprodukte sind, wäre sie geradezu existenzgefährdend. Man nehme Don Camillo aus den unsterblichen Geschichten des Don Camillo und Peppone. Man erinnere sich, wie der hinreißende Schauspieler Fernandel als Don Camillo in der Dorfkirche zum Teil heftige Dispute mit Jesus am Kreuz führt. Jesus ist dabei mit den Eskapaden seines übereifrigen Dieners nicht immer glücklich. Nicht selten tadelt der Gottessohn den Gottesmann. »Kommentierende Halluzinationen« würde manch naiver Psycholehrling da zischen, »Symptom ersten Ranges nach Kurt Schneider« für die Diagnose einer Schizophrenie. Man bedenke die Auswirkungen! Der Kommunist Peppone war der erbitterte Widersacher Don Camillos. Und als Bürgermeister war er natürlich auch Herr des Ordnungsamtes, das für die Aufrechterhaltung der öffentlichen Sicherheit und Ordnung zuständig ist. Wenn ein Mensch aufgrund einer psychischen Erkrankung sich selbst oder andere in Gefahr bringt – im Fachjargon heißt das: selbst- oder fremdgefährdend wird –, kann er auch gegen seinen Willen über das zuständige Ordnungsamt in die örtliche Psychiatrie eingewiesen werden. So etwas kommt vergleichsweise selten vor. Doch aus Sicht von Bürgermeister Peppone traf das bei Don Camillo in hohem Maße zu, vor allem was die Gefährdung der eigenen bürgermeisterlichen Person betraf. Und so hätte die Diagnose Schizophrenie den guten Don Camillo schnurstracks in die Psychiatrie geführt. Die ganzen schönen Geschichten hätten geendet, bevor sie noch begonnen hätten – allerdings aufgrund einer drastischen Fehldiagnose und in der Folge eines skandalösen Justizirrtums. Denn der kreuzfidele Dorfpfarrer zeigte nicht im Mindesten Anzeichen von Krankheit. Er war vital, skurril, steckte voller Ideen. Mit einem Wort: Die Figur des Don Camillo war ein Ausbund an körperlicher und seelischer Gesundheit.

Vor Kurzem hat man den exzentrischen Schauspieler Klaus Kinski auf einen psychiatrischen Nenner zu bringen versucht, weil er sich einmal wenige Tage lang in einer psychiatrischen Klinik aufgehalten hatte. Dabei waren irgendwelche Verdachtsdiagnosen gestellt worden. Es ist nie auszuschließen, dass dünnhäutige Menschen irgendwann in ihrem Leben ihre dünne Haut durch die Mauern eines psychiatrischen Krankenhauses schützen. Doch damit ist zumal bei einem hochsensiblen außergewöhnlichen Künstler noch gar nichts bewiesen. Die Psychiatrie darf sich nicht dazu verleiten lassen, das Außergewöhnliche, das Exzentrische durch Diagnosen ruhigzustellen. Wir alle turnen mehr oder weniger kunstvoll am Abgrund des sicheren Todes entlang. Normalerweise schauen Menschen da nicht hinein. Das heißt zwar nicht, dass man alle diese Menschen einfach für kurzsichtig erklären darf. Aber man darf diejenigen, die immer mal wieder in diesen Abgrund starren und dann etwas anders wirken als die meisten, deswegen nicht für verrückt erklären. Der große Friedrich Nietzsche hat wie kaum ein anderer Mensch an den Grenzen unserer Existenz gedacht, gedichtet und gelitten. Es ist kein Zeichen von geistiger Souveränität, wenn manche Christenmenschen sein ganzes Denken am liebsten als Ausgeburt des Wahnsinns darstellen. Friedrich Nietzsche war nicht wahnsinnig. Nur am Ende seines Lebens litt er an den Folgen einer Hirnentzündung durch Syphilisbakterien. Das hat ihn dann zeitweilig verwirrt. Aber seine großen Gedankenexperimente waren überhaupt nicht verrückt, sondern die konsequenteste Ausformulierung eines leidenden Atheismus. Nicht dieses Denken hat Friedrich Nietzsche in den Wahnsinn getrieben, wie es manche gern hätten, sondern es waren kleine Bakterien, die sein Gehirn zerstörten. Es ist ein Mythos von missgünstigen und kleingeistigen Stammtischphilosophen, dass zu viel Denken einen Menschen wahnsinnig machen kann. Die Psychiatrie kennt so etwas nicht. So eignet sich die Psychiatrie nicht für die Entschärfung schwieriger oder gefährlicher Gedanken. Wenige Gedanken sind richtig, viele Gedanken sind falsch, aber die wenigsten Gedanken sind krank.

Genie und Wahnsinn, das gehe häufig zusammen, meint der Volksmund. Doch da hat er ausnahmsweise einmal unrecht. Menschen, die Geniales vollbringen, sind zwar nicht normal, aber deswegen noch lange nicht verrückt. Im Gegenteil, um Großes zu vollbringen, muss man seine Tassen im Schrank ziemlich geordnet haben. Zwar sind auch »Wahnsinnige« bisweilen zu genialen Produktionen in der Lage, aber am ehesten dann, wenn die Krankheit nicht akut ist. Es wird mitunter übertrieben viel Aufhebens von der Kunst psychisch Kranker gemacht. Die Sammlung Prinzhorn in Heidelberg ist legendär. Und doch ist nicht das Verrückte selbst das Künstlerische. Psychisch kranke Künstler sind in der Regel nicht wegen, sondern trotz ihrer psychischen Krankheit künstlerisch kreativ, auch wenn sie die psychische Erkrankung vielleicht unmittelbarer mit ihren existenziellen Tiefen in Berührung gebracht haben mag. Wenn psychisch Kranke freilich große Kunst vollbringen, dann haben sie den gleichen Anspruch auf Beachtung wie ihre nicht kranken Kollegen. Dafür sind Sammlungen von Kunst psychisch Kranker auch wichtig. Es ist aber vor jeder Betulichkeit zu warnen. Das Gekrakel eines verwirrten Patienten nur deswegen für Kunst zu halten, weil es für den kleingeistigen Betrachter genauso unverständlich ist wie manches Werk von Picasso, verrät wenig Sinn für moderne Kunst – und auch im Grunde wenig Respekt vor psychisch Kranken. Psychisch kranke Menschen verdienen genauso unsere ehrliche Meinung wie andere Menschen.

Umgekehrt hat man bekannte Künstler als psychisch Kranke zu entlarven versucht. Das würde nach dem eben Gesagten an der Bewertung der Kunst zwar nichts ändern. Aber es ist doch zumeist eher der neidische Reflex der wahnsinnig oder blödsinnig Normalen, die am liebsten jeden für krank halten, der nicht so geistlos ist wie sie selbst. Salvador Dali mit seinen fantastischen Kompositionen, Joseph Beuys mit seinem auffälligen Outfit, Andy Warhol mit seiner Exzentrik, sie alle waren gewiss nicht normal, aber doch auch nicht gleich krank.

Wie wichtig ist es überhaupt, ob ein außergewöhnlicher Mensch krank oder gesund ist? Ob jemand als krank oder als gesund gilt, das hat sehr viel mit gesellschaftlichen Konventionen zu tun. Es scheint, dass wir heute weniger tolerant sind als die Menschen früherer Zeiten, dass wir also schneller dazu neigen, etwas Außergewöhnliches für krank zu erklären. Doch dazu darf sich die Psychiatrie nicht hergeben. Wer den »Herbst des Mittelalters« von Johan Huizinga liest, der taucht ein in die faszinierende Buntheit des 15. Jahrhunderts, in die Zeit der exzentrischen Herrscher und schrillen Höflinge und eines Volkes voll praller Vitalität. Burleske Hofnarren in den feinen Kreisen, Dorftrottel und sonstige merkwürdige Gestalten im einfachen Volk sorgten dafür, dass Normalität ein breites Spektrum von Charakteren und Verhaltensweisen umfasste. So war die Normalität zwar weitherziger, aber dadurch durchaus zerbrechlich. Plötzlich konnte der Herrscher oder sonst ein wichtiger Mensch durchdrehen und alle hatten darunter zu leiden.

3. Die Irren und ihre Ärzte – Wie die Psychiatrie erfunden wurde

Gewiss gab es auch in diesen Zeiten eindeutig psychisch Kranke. Doch die wurden als solche nicht wahrgenommen. Denn die Psychiatrie war ja noch gar nicht erfunden. Und so wurden psychisch Kranke als von bösen Geistern besessen oder schlicht als kriminell betrachtet und entsprechend behandelt. Einige stellte man auf Jahrmärkten zur Schau. Noch in den Jahren 1807 bis zu seinem Tod 1843 wurde der psychisch erkrankte Hölderlin in seinem »Narrenturm« in Tübingen trotz aller Freundlichkeit der Wirtsleute im Grunde wie ein Tier gefangen gehalten.

Es war nicht die Wissenschaft, sondern es waren unstudierte christliche Ordensleute, die zuerst erkannten, dass psychisch Kranke in Wirklichkeit leidende Menschen waren, und sie nahmen sich ihrer an. Schon ab dem 17. Jahrhundert sorgten die so genannten Alexianer-Brüder in Belgien, Holland und Niederdeutschland für solche Menschen, nahmen sie in ihre Häuser auf und entzogen sie so dem allgemeinen Spott und der Verfolgung. Erst viel später, Ende des 18. Jahrhunderts, entdeckte dann die Wissenschaft die psychisch Kranken. Dramatisch befreit auf einem Gemälde in der medizinischen Akademie in Paris der französische Psychiater Philippe Pinel die psychisch Kranken von ihren Ketten. Man schrieb das Jahr 1793, in Paris war Revolution und der Revolutionsrat hatte Pinel soeben zum Leiter der Anstalt Bicêtre ernannt. Dieses Ereignis gestaltete man später mit viel Fantasie zum Gründungsmythos der modernen Psychiatrie aus. Es sei dahingestellt, ob nicht schon einige Jahre zuvor ein solcher Durchbruch geschah. Jedenfalls hatte nun plötzlich die Wissenschaft die psychisch Kranken entdeckt. Im 19. Jahrhundert boomte die neue Disziplin. Wilhelm Griesinger erkannte das Gehirn als die Ursache allen Übels: Psychische Krankheiten sind Hirnkrankheiten. Man baute Heil- und Pflegeanstalten. »Heil-«, um akute Zustände zu heilen, »Pflege-«, um chronisch Kranke angemessen zu betreuen. Das war damals ein großer Fortschritt. Man verlegte die Kliniken außerhalb der Städte auf die grüne Wiese, weil man glaubte, frische Luft und Schonung sei gut für die Kranken. Dadurch brachen freilich oft alle ohnehin fragilen sozialen Kontakte dieser Menschen ab und es entwickelten sich psychische Störungen, die durch die Behandlung erst entstanden. Hospitalismus nannte man dieses Phänomen später. Die Kranken standen starr herum, machten wiederkehrende wippende Bewegungen und zeigten andere Auffälligkeiten. Zwar hatte man die psychisch kranken Menschen vor der Verwahrlosung bewahrt, aber dadurch neue Probleme produziert.

Die Wissenschaft allerdings machte tatsächlich Fortschritte. Der deutsche Psychiater Emil Kraepelin teilte vor etwa 100 Jahren die so genannten Geisteskrankheiten in zwei Gruppen ein: das heilbare »Manisch-Depressive Irresein«, das nur phasenhaft verlief, und die unheilbare »Dementia praecox«, die chronische »vorzeitige Verblödung« in der drastischen Terminologie der damaligen Psychiatrie, die Eugen Bleuler dann später Schizophrenie nennen sollte. Bei der ganzen bunten Vielfalt der Verrücktheiten eine solche Zweiteilung zu etablieren, war ein großer Fortschritt. Denn für den Patienten und seine Angehörigen war die Prognose von entscheidender Bedeutung. Nicht aus Laborwerten oder irgendwelchen Messungen, sondern aus Bildbeschreibungen merkwürdiger psychischer Phänomene eine Diagnose zu stellen, das war Grundlage dieser neuen Disziplin. Es wird berichtet, dass ein bekannter Psychiater durch seine Klinik ging und mit klinischem Blick diagnostizierte: »wird jesund – wird nich jesund«. Später definierte der schon erwähnte Kurt Schneider so genannte Symptome ersten Ranges, deren Auftreten ein deutlicher Hinweis auf das Vorliegen einer Schizophrenie war. Die deutsche Psychiatrie unterteilte die ganze Welt der Psychiatrie schließlich in drei Gruppen: 1. Die organischen Psychosen, das waren Blutungen, Tumoren oder Entzündungen, die das Organ Gehirn betrafen. 2. Die endogenen Psychosen, die klassischen früher so genannten »Geisteskrankheiten« mit der Zweiteilung in Manisch-Depressive Erkrankung und Schizophrenie. Und schließlich 3. Die Variationen seelischen Wesens, das heißt die Psychopathien –

krankhafte Persönlichkeitsvarianten –, Neurosen, Süchte und andere krankheitswertige Phänomene, die sich im Laufe eines Lebens entwickeln konnten. Dabei bedeutete der Ausdruck »Psychose« eine psychische Erkrankung mit wirklicher (1.) oder wenigstens unterstellter (2.) organischer Ursache, während demgegenüber »Neurose« eine lebensgeschichtlich, also durch psychische Effekte ausgelöste krankheitswertige Störung bezeichnete, die nach psychoanalytischer Sicht vor allem auf ungeklärten frühkindlichen Konflikten beruhte. Die anderssprachigen Psychiatrien aber hatten andere Einteilungen gewählt, die Amerikaner zum Beispiel den DSM (Diagnostic and Statistical Manual of Mental Disorders). Deswegen konnte man international Ergebnisse psychiatrischer Forschungen kaum vergleichen. Und so setzte sich vor etwa 15 Jahren auch in unseren Breitengraden die von der Weltgesundheitsorganisation erfundene Internationale Klassifikation der Krankheiten in ihrer zehnten Version (ICD-10) durch. Sie verzichtet auf eine Unterteilung nach Ursache und Prognose, konzentriert sich stattdessen auf die Erfassung äußerer Merkmale, die möglichst auf der ganzen Welt ähnlich beschrieben werden können.

4. Missverständnisse – Warum Diagnosen nie wahr sind

Nach dem oben Gesagten muss nun klar sein, dass es Diagnosen und Klassifikationen in Wirklichkeit gar nicht gibt. Es gibt natürlich keine Schizophrenie, es gibt keine Depression, es gibt keine Sucht. Es gibt nur Menschen, die unter verschiedenen Phänomenen leiden. Und Diagnosen sind Worte, die Psychiater erfunden haben, um diesen leidenden Menschen kompetent zu helfen. Diagnosen sind Hinweise auf die richtige Therapie. Man kann die Diagnosen also getrost vergessen, wenn man mit den Menschen zu tun hat, die unter psychischen Störungen leiden. Es gibt nämlich auch nicht den Schizophrenen, den Depressiven, den Süchtigen. Es sind vielmehr alles ganz unterschiedliche beeindruckende Menschen, die zeitweilig oder längerdauernd unter bestimmten außergewöhnlichen Erscheinungen leiden. Und jeder auf eine ganz andere sehr persönliche Weise. Diagnosen können also nicht beanspruchen, Wahrheiten zu sein. Es sind mehr oder weniger nützliche Beschreibungen von Phänomenen – und so sollen sie hier auch vorgestellt werden. Schließlich dürfen wir nicht vergessen, dass es in Deutschland eine Zeit gab, in der Diagnosen brutal missbraucht wurden. Da waren sie nicht mehr Hilfen für leidende Menschen, sondern da tat man so, als seien Diagnosen Wahrheiten, tödliche Wahrheiten. Die Identifikation von Menschen mit Diagnosen ist eine Perversion.

Nicht nur die Theorie der Psychiatrie hat sich in den vergangenen Jahrzehnten gewandelt. In der Praxis hat man die psychisch kranken Menschen aus den psychiatrischen Anstalten draußen vor der Stadt wieder in die Gesellschaft zurückgeholt. Man hat manches Großkrankenhaus aufgelöst, und chronisch psychisch kranke Menschen können nun in normalen Wohnungen oder Wohngemeinschaften leben. Es gilt der Grundsatz »ambulant vor tagesklinisch (der Patient übernachtet zu Hause), tagesklinisch vor vollstationär«. So müssen Patienten nur noch selten in einer akuten Krise ins Krankenhaus und da sind die früheren Krankensäle normalen freundlichen Krankenzimmern gewichen. Es gibt auch moderne Modelle alternativer stationärer Behandlung mit mehr Beziehungskonstanz und weniger Unruhe als bei der klassischen Krankenhausbehandlung. Früher brachten viele psychisch Kranke Jahre im Krankenhaus zu. Heute liegt die durchschnittliche Liegezeit bei drei bis vier Wochen! Das gelingt vor allem dadurch, dass inzwischen jeder Patient in seiner Nähe wirksame ambulante Hilfen nutzen kann, die es ihm ermöglichen, in seinem normalen sozialen Umfeld zu bleiben. Je weiter der Weg zur psychiatrischen Hilfe, desto eher fühlt man sich selbst als ganz kleines Würstchen, das nun den großen Psycho-Guru aufsuchen muss. So etwas ist für den Patienten therapeutisch kontraproduktiv und unwürdig obendrein. Daher gibt es für jedes Dorf in Deutschland inzwischen eine zuständige Psychiatrie, die verpflichtet ist, einen psychisch Kranken aus ihrem Einzugsgebiet bei Bedarf unverzüglich aufzunehmen und dann möglichst schnell wieder in gute ambulante Behandlung zu entlassen. Denn die wichtigste Frage in der Psychiatrie ist natürlich: Wie komme ich hier raus? ... Möglichst schnell!

Die Entwicklung der modernen Psychiatrie hat den psychisch Kranken viele Hilfen eröffnet. Das ist gut so, birgt aber auch Gefahren. Denn im Zweifel ist der Mensch gesund! Die Weltgesundheitsorganisation hat aber mit ihrer alten absurden Definition von Gesundheit viel zu einer unrealistischen utopischen Sicht von Gesundheit beigetragen. »Völliges körperliches, seelisches und soziales Wohlbefinden« dekretierte sie dazumal. Das ist natürlich unerreichbar. Und utopische Begriffe laden ein zur grenzenlosen Verehrung. So ist eine absurde Gesundheitsreligion entstanden, in der Menschen nur noch vorbeugend leben, um dann gesund zu sterben. Diese Gesundheitsreligion ist eine einzige Anleitung zum Unglücklichsein. Wenn nämlich Gesundheit in Wirklichkeit niemals erreicht werden kann, dann müssen alle sich irgendwie krank fühlen. »Gesund ist ein Mensch, der nicht ausreichend untersucht wurde«, hat ein renommierter Internist einmal gesagt. Und Karl Kraus unkte: »Die häufigste Krankheit ist die Diagnose.« Diesem grassierenden Gesundheitskult müssen sich gerade Psychiater entziehen, denn mit einem utopischen Idealbild psychischer Gesundheit kann man am laufenden Band Unglück produzieren. Natürlich lässt sich bei jedem Menschen irgendeine Macke finden, oder auch zwei. Manchmal reicht schon die flotte Frage: »Sie lächeln so, was verdrängen Sie?«, um jemanden zu verunsichern. Der bekannte deutsche Psychiater Klaus Dörner hat in seriösen überregionalen Tageszeitungen zu ermitteln versucht, wie viel Prozent der Deutschen psychotherapiebedürftig krank seien. Wie viel Prozent der Deutschen also hätten Angststörungen, Panikattacken, Essstörungen, Depressionen, Schizophrenien, Süchte, Demenzen und so weiter? Dabei kam durch einfaches Zusammenrechnen heraus: Mehr als 210 Prozent der Deutschen sind psychotherapiebedürftig krank – deswegen brauchen wir Zuwanderung!

So liest man manche alarmistischen Berichte aus der Psychowelt mit gemischten Gefühlen. Denn im Zweifel ist jemand nicht krank, sondern gesund. Und durch das imperialistische Ausweiten des Reiches der Psychiatrie um irgendwelche mehr oder weniger banale Befindlichkeitsstörungen nimmt man den wirklich kranken Menschen die notwendigen Therapiemöglichkeiten.

In den vergangenen Jahren sind Tests erarbeitet worden, mit denen man auch bei ganz gesund erscheinenden Menschen noch gewisse Defizite bemerken kann. Das kann wissenschaftlich für weitere Erkenntnisse interessant sein. Ich halte die Aberkennung des Begriffs Gesundheit bei solchen Menschen aber ethisch nur dann für gerechtfertigt, wenn sich daraus relevante Therapieoptionen für wirkliches Leiden ergeben. Das gilt auch für die auf verschiedenen Feldern der Psychiatrie vorangetriebene Frühdiagnostik von Erkrankungen. Auf diese grundsätzliche Überzeugung sei an dieser Stelle vor allem mit Blick auf die nachfolgenden Beschreibungen der Krankheitsbilder ausdrücklich hingewiesen.

Und auch für das Privatleben des Psychiaters gilt: Wer nicht bei Dienstschluss seine psychiatrischen Fachkenntnisse an den Nagel hängen kann und stattdessen fröhlich in seinem Privatleben herumdiagnostiziert, der ist für den Beruf nicht geeignet. Er hätte auch bald keine Freunde mehr. Außerdem ist es ungehörig, bei jemandem eine Diagnose zu stellen, der bei einem nicht den Krankenschein abgegeben hat. Im Ernst also: Das mutwillige oder zynische Suchen nach Defiziten bei gesunden Menschen ist menschenunwürdig. Es ist Missbrauch, Missbrauch von Menschen und Missbrauch der Psychiatrie.

Aufgabe der Psychiatrie ist es, wirklich kranken Menschen zu helfen. Sie muss Anwalt der Patienten sein und darf sich nicht zum Agenten einer Gesellschaft machen, die sich von den Irritationen durch ihre psychisch Kranken entlasten möchte. Es muss ihr vielmehr darum gehen, psychisch kranken Menschen zu helfen, mit all ihren Außergewöhnlichkeiten mitten in dieser Gesellschaft zu leben. Daher ist es ein Test auf die Freiheitlichkeit der Psychiatrie, ob sie sich konsequent dem gesellschaftlichen Druck verweigert, das Außergewöhnliche und Störende für krank zu erklären. Und es ist ein Test auf die Freiheitlichkeit einer Gesellschaft, ob diese all ihre merkwürdigen, nicht stromlinienförmigen Mitglieder auch wirklich frei herumlaufen lässt. Das gilt auch für diejenigen, die man behandeln könnte, die sich aber nicht behandeln lassen wollen. Solange sie niemanden und auch sich selbst nicht gefährden, muss eine freiheitliche Gesellschaft das respektieren.

Zurück zur Frage, ob es bei der Beurteilung von außergewöhnlichen Menschen wirklich wichtig ist, ob sie krank oder gesund waren. Nach Jahrhunderten ist diese Frage kaum noch zu entscheiden und vor allem ist sie dann sicher müßig. Nicht nur exzentrische Gesunde, sondern auch psychisch Kranke können einer Gesellschaft inspirierende Impulse geben, sie können faszinieren und die Menschheit weiterbringen. Das allein ist in der Würdigung historischer Persönlichkeiten wichtig. Und wenn der ausschließliche Sinn der Diagnose die Therapie ist, dann sind Diagnosen bei Toten ohnehin wenig zielführend.

1. Die kleine Welt der Psychiatrie – Mein Gehirn und ich

Mit alldem haben wir den Zuständigkeitsbereich der Psychiatrie erheblich eingeschränkt. Nur sehr wenige der außergewöhnlichen Menschen, denen wir im Leben begegnen, verdanken diese Außergewöhnlichkeit einer Krankheit.

a) Was ist das Gute am Schlechten? – Über die Chancen der Krankheit

Gewiss, man stutzt, wenn es heißt, man verdanke etwas einer Krankheit. Doch es ist eine Tatsache, dass selbst die schwere psychische Krankheit nicht nur ihre leidvollen, sondern auch ihre guten Seiten hat. Für viele Patienten, die längst wieder gesund sind, stellt sich ihre kranke Phase im Nachhinein als positiver Wendepunkt in ihrem Leben dar. Sie verklären die Krankheit nicht, dazu besteht kein Anlass, aber sie reihen sie in die abenteuerlichen Wegstrecken ihres Lebens ein, die auch zu mancher wichtigen Erkenntnis beigetragen haben. Es klingt banal, aber wer einmal überraschend eine depressive Phase erlitten hat, der kann nie mehr unvorbereitet in eine Depression stürzen. Vielleicht geht er jetzt auch dankbarer und intensiver mit allen hellen Lebensphasen um als ein immer Gesunder, dem alles in gleicher trüber Beleuchtung vor dem Auge vorbeizieht. Wer in einem schizophrenen Schub akustische Halluzinationen erlebt hat, der hat da eine kaum überbietbare Lebensintensität gespürt. Das ist auch Leid, aber es gibt Menschen, die sogar das als Bereicherung ihres Lebens verstehen und annehmen.

Genau das versuchen auch die modernen Methoden von Psychi-atrie und Psychotherapie zu tun. Das Störende der Störung, das Kranke der Krankheit, das Belastende der Belastung, das sieht der Patient zumeist selber zur Genüge, wenn er erstmals zum Therapeuten kommt. Da ist es Aufgabe des professionellen Therapeuten, nicht bloß die Symptome zu bekämpfen, sondern auch die Beleuchtung zu ändern und die Perspektive so zu wechseln, dass eine nützlichere Sichtweise zustande kommt, die zu Lösungen führen kann. Die Kinderpsychiaterin Thea Schönfelder hat tiefsinnig formuliert: »Was mich von meinem psychotischen Mitmenschen unterscheidet, ist meine Möglichkeit, ihn ›heiler‹ zu sehen, als er es selbst vermag.« Diese nützlichere Perspektive kann dann die Fähigkeiten und Kräfte des Patienten ins Licht stellen, die er früher bewiesen, jetzt in der Krise aber ausgeblendet hat. Denn womit soll der Patient die Krise lösen? Gewiss nicht mit den Fähigkeiten, die er gern hätte, sondern nur mit den Fähigkeiten, die er nun einmal hat.

Die Unfähigkeit, die Perspektive zu wechseln, wird psychiatrisch als Wahn definiert. Der Wahnkranke kann die ganze Welt nur unter dem alles beherrschenden Gesichtspunkt sehen, dass zum Beispiel die Nachbarin ihn mit Laserstrahlen quält. Von diesem Gedanken ist er mit keinem vernünftigen Argument abzubringen, obwohl er ansonsten ganz rational reagiert. Ideologien haben auch oft etwas Wahnähnliches. Sie sehen die Welt nur unter einer bestimmten Perspektive. Die Psychiatrie ist immer ideologieanfällig. Auch psychiatrische oder psychologische Schulen sehen den Menschen gern unter nur einem Gesichtspunkt. Doch neuerdings ist man zur Einsicht gelangt, dass gerade die Möglichkeit zum Perspektivwechsel den guten Therapeuten auszeichnet. Sich in ganz verschiedene Lebensentwürfe hineindenken zu können, aber auch das gleiche Leben oder die gleiche Störung unter unterschiedlichen Gesichtspunkten zu sehen, kann dem Patienten einen aussichtsreichen Ausweg aus einer Sackgasse eröffnen.

b) Ansichtssachen – Der Mensch, sein Gehirn und wie das Leben so spielt

Man kann jede psychische Störung, aber auch jede gesunde psychische Reaktion unter biologischer Perspektive sehen. Zweifellos gehen mit jedem Gedanken biologische Gehirnvorgänge einher. Wenn wir uns freuen, drehen irgendwelche Neurotransmitter Kapriolen. Wenn wir traurig sind, werden andere chemische Substanzen in unserem Gehirn aktiviert. Neben der Welt unserer Gedanken spielt sich in unserem Gehirn eine zweite Welt aus Molekülen ab. Da stellt sich die alte Frage, ob zuerst die Henne oder zuerst das Ei war. Sind also das Ursprüngliche die unsichtbaren organischen Vorgänge im Gehirn – und die bemerkbaren psychischen Phänomene sind nur die notwendige Folge davon? Sind wir demnach Marionetten unseres Gehirns? Oder ist es umgekehrt, dass wir uns für unsere psychischen Reaktionen unseres Gehirns bedienen, dessen Aktivitäten bloß ein äußeres Zeichen dafür sind, dass wir denken? Die Frage ist streng wissenschaftlich nicht definitiv zu entscheiden.

Doch für unseren Bedarf ist das auch nicht nötig. Denn unstreitig ist, dass man alle seelischen Vorgänge unter biologischer Perspektive sehen kann. Ob das die ursprüngliche, die einzige oder auch nur die entscheidende Perspektive ist, muss uns hier gar nicht interessieren. Ob sie im einzelnen Fall hilfreich ist, das ist die entscheidende Frage. Am nützlichsten ist die biologische Perspektive selbstverständlich bei allen materiellen Angriffen auf das Organ Gehirn. Wird das Gehirn verletzt, blutet es hinein, entzündet es sich oder wird es vergiftet, dann ist immer die biologisch-organische Perspektive entscheidend für die Diagnose und auch für die Therapie. Natürlich wird daneben auch die Lebensgeschichte des Patienten für die Bewältigung der Erkrankung eine Rolle spielen, die Reaktionen seiner Mitmenschen und spezielle Ereignisse der jüngsten Zeit. Doch die zentrale Perspektive bleibt die Art und Weise, wie das Organ Gehirn auf die organische Schädigung reagiert. Auch bei den bisher körperlich nicht so klar zu begründenden psychischen Krankheiten, bei Schizophrenie, Depression, Manie und vielen anderen, hat man genauere Vorstellungen von den körperlichen Aspekten dieser Erkrankungen erworben und daraus nützliche therapeutische Konsequenzen gezogen.

Inzwischen steht die biologische Perspektive bei allen psychischen Störungen im Zentrum des Interesses. Und sogar bei gesunden Menschen versucht das umstrittene so genannte Neuro-Enhancement die psychischen Fähigkeiten durch biologische Manipulationen zu verbessern. »Biologisch« ist übrigens auch die Vererbung. Man kann alle psychischen Eigenarten unter der Perspektive der Erblichkeit betrachten. Die biologische Perspektive ist also zu Recht eine Sichtweise, unter der man ausnahmslos alle psychischen Phänomene betrachten kann. Ideologisch, also unwissenschaftlich, wird es erst dann, wenn man die biologische Perspektive für die einzig wahre hält. Sie ist nicht wahr. Sie ist bloß mehr oder weniger nützlich.

Man kann ausnahmslos alle psychischen Phänomene aber genauso gut unter lebensgeschichtlicher Perspektive betrachten. Man kann Ereignisse aus jüngster Zeit für die Ursache der psychischen Störung halten. Das ist genauso wenig widerlegbar wie die biologische Hypothese. Übrigens ist das die häufigste Sichtweise der Patienten selbst und ihrer Angehörigen. Die Depression kann als Folge einer Ehekrise, eines Berufskonflikts, einer Auseinandersetzung mit Freunden oder Nachbarn gesehen werden, der schizophrene Wahn als Folge von Mobbing, man könnte sogar unwiderlegbar behaupten, die psychischen Symptome nach einer organischen Hirnschädigung seien im Wesentlichen von Ereignissen der vergangenen Wochen geprägt. Auch das ist niemals wahr oder falsch. Auch das ist im jeweiligen Fall unter therapeutischen Gesichtspunkten bloß mehr oder weniger nützlich.

Ein Beispiel: Ein Patient kommt wegen einer schweren phasenhaften Depression in Behandlung, bei der der genetische Faktor eine große Rolle spielt. Diese Form der Depression tritt oft unvermittelt aus einem glücklichen Leben heraus auf. Plötzlich wacht der bis dahin unauffällige Patient morgens tief depressiv auf, ist verzweifelt, sieht keinen Ausweg mehr und ist durch kein Gespräch zu beruhigen. Jeder Hinweis auf die in Wirklichkeit glückliche Lebenssituation prallt ab, führt bloß noch zu Selbstvorwürfen, was er doch dieser großartigen Familie alles antue. Wer mit einem solchen Patienten spricht, hat fast den Eindruck, gegen Moleküle anzureden. Argumente erreichen ihn gar nicht. In einem solchen Fall ist die biologische Perspektive für alle Beteiligten in der Regel die angemessenste und nützlichste. Denn sie vermeidet den Irrtum, dass an dieser Depression irgendjemand »schuld« ist. Nicht der Patient, aber auch nicht die Angehörigen, die sich nicht selten furchtbare Vorwürfe machen, weil sie vielleicht einige Tage zuvor eine banale Auseinandersetzung mit dem Kranken gehabt haben. Und dann gibt es da noch eine gewisse Sorte Verwandte, die etwa 150 km entfernt wohnen, nichts Genaues, dafür aber alles besser wissen. Die nehmen eine solche Krise gern zum Anlass, über die angeblich so herzlose Ehefrau herzuziehen. Das ist eine besondere Frechheit, denn die Ehefrau ist nach dem Patienten das zweite Opfer der Erkrankung. Sie leidet mit, fühlt sich völlig hilflos und untergründig tatsächlich oft auch schuldig. Da muss dann der Therapeut mit aller zur Verfügung stehenden Autorität erklären, dass an dieser Depression niemand, wirklich niemand, schuld ist. Er muss erklären, dass das eine Stoffwechselerkrankung ist, die man gut behandeln kann, indem man den Stoffwechsel mit Medikamenten beeinflusst, und die mit großer Wahrscheinlichkeit gänzlich heilbar ist. Das heißt natürlich nicht, dass irgendwelche Ereignisse im Vorfeld der Depression nicht doch gewisse Einflüsse insbesondere auf die besondere Färbung der Depression haben könnten. Doch die wesentliche und vor allem die mit Blick auf die Therapie nützlichste Perspektive ist in diesem Fall die biologische.

Da ist dann aber der andere Fall: Ein Ehepaar kommt zur Paartherapie mit dem Problem, dass der Mann die Frau immer wieder schlägt. Der Ehemann berichtet fröhlich, er habe gerade in einer Zeitschrift gelesen, dass Aggression mit dem Serotoninhaushalt zu tun habe. Ob er nicht einfach ein paar nette Pillen nehmen könne, um das Ganze zu beenden. In einem solchen Fall wird der Therapeut diese biologische Perspektive überhaupt nicht für angemessen und nützlich halten. Ich weise dann gelegentlich darauf hin, dass der rechte Arm mit Willkürmuskulatur bewegt wird und daher nur durch einen

Willensakt im Gesicht der Ehefrau landen kann und dass die Verantwortung dafür beim schlagenden Ehemann und nicht beim unschuldigen Serotonin liegt. Ich werde in einem solchen Fall psychotherapeutisch versuchen, das Schlagen zu beenden und andere Auseinandersetzungsformen einzuüben. Selbstverständlich ist die Serotoninhypothese der Aggression nicht falsch und manchmal helfen bei extremen Ausmaßen auch bestimmte Medikamente. Doch es bleibt dabei: Die biologische Sichtweise ist bei einem solchen Problem überhaupt nicht nützlich. Vielmehr ist hier die lebensgeschichtliche Perspektive hilfreich. Was sich im Laufe eines Lebens in eine schlechte Richtung entwickelt hat, kann mit viel psychotherapeutischer Arbeit wieder zum Guten gelenkt werden. Wenn der Patient motiviert ist.

Manche Patienten schieben die Verantwortung mit Vorliebe nicht auf die Biologie ab, sondern auf ihre frühkindliche Entwicklung, deren hilfloses Opfer sie waren. Nun hat die Psychoanalyse Sigmund Freuds und seiner Nachfolger tatsächlich in nicht angemessen gelösten frühkindlichen Konflikten eine Ursache für späteres seelisches Leid gesehen. Die psychoanalytische Behandlung versucht, diese verdrängten Konflikte wieder bewusst zu machen, durchzuarbeiten und dadurch heilende Effekte zu erzielen. Man kann gewiss ausnahmslos alle psychischen Phänomene unter der Perspektive der frühen Kindheit zu verstehen versuchen. Auch eine solche Perspektive ist aber nicht wahr und nicht falsch. Auch sie ist nur mehr oder weniger nützlich. Dennoch hat es Psychoanalytiker gegeben, die die Psychoanalyse für die einzig wahre Sichtweise der menschlichen Seele hielten. Moderne Psychoanalytiker freilich werden eine solche ideologische Sicht der Dinge zurückweisen. Sie wissen, dass die Psychoanalyse in gewissen Fällen helfen kann, dass sie aber kein Allheilmittel ist. Und sie würden es sich vor allem verbitten, dass die Psychoanalyse für die pauschale Entschuldigung von gewalttätigen Machos herhalten soll.

Zu Zeiten der Studentenbewegung hatten soziologische Deutungen Hochkonjunktur. Die Gesellschaft wurde für alles und jedes verantwortlich gemacht, natürlich auch für alle psychischen Erkrankungen. Es gab das Heidelberger »Sozialistische Patientenkollektiv«, das die Psychiatrie als bürgerliche Beruhigungspille für die in Wirklichkeit gesellschaftlich unterdrückten psychisch Kranken ablehnte. Nach dem Motto »Macht kaputt, was euch kaputt macht« ging man zum Angriff auf die krank machende Gesellschaft über und wurde terroristisch. Aber natürlich ist auch diese Perspektive nicht falsch. Natürlich kann man ausnahmslos alle psychischen Phänomene auf soziologische Einwirkungen zurückführen. Denn nichts Menschliches ist nur individuell. So wird man den zunehmenden Stress bei der Arbeit nicht bei seiner Wurzel packen, wenn man für die Arbeitnehmer bloß einen erleichterten Zugang zu psychiatrischen und psychotherapeutischen Hilfen schafft. Wichtig wäre vielmehr, Arbeitsbedingungen zu schaffen, die Stress vermeiden, so dass dieser dann gar nicht erst behandelt werden muss. Doch auch hier bleibt die soziologische Perspektive nur eine mögliche Perspektive. Sie darf nie die einzige Sicht der Dinge sein und man muss in jedem Einzelfall prüfen, ob eine solche Sichtweise wesentlich und nützlich ist oder nicht.

2. Das große Reich der Freiheit – Ich und mein Gehirn

All diese Perspektiven, die biologische, die lebensgeschichtliche, die psychoanalytische, die soziologische und manche andere versuchen, psychische Phänomene so zu deuten, als gäbe es die Freiheit des Menschen nicht. Nicht der freie Mensch, sondern die Moleküle, das Lebensschicksal, die frühe Kindheit, die Gesellschaft sind »schuld«. Solche Sichtweisen sind auch ganz in Ordnung, denn genau das erwartet man zu Recht von psychologischen Einsichten: dass sie Ursachen ermitteln, die das menschliche Verhalten bestimmen und voraussagbar machen. Wenn sie jedoch behaupten würden, damit alles über den Menschen zu sagen, wären sie nicht mehr seriös. Denn ein solcher Anspruch auf Totaldeutung wäre nicht Wissenschaft, sondern Ideologie. Wissenschaft kann die Freiheit des Menschen daher nicht ausschließen, aber sie kann sie auch nicht erfassen, denn dann wäre die Freiheit keine Freiheit mehr. Freies Verhalten kann man definitionsgemäß nicht vorherbestimmen, sonst wäre es ja nicht frei. In weiten Teilen unseres Lebens ist unser Verhalten allerdings nicht wirklich frei. Wir haben Regelmäßigkeiten, übliche Verhaltens- und Reaktionsweisen, die wir von unseren Eltern, aus der Gesellschaft oder durch bestimmte Einflüsse im Laufe des Lebens ausgebildet haben. Für diese Verhaltensweisen entscheiden wir uns nicht jedes Mal neu in voller Freiheit, sondern es sind in gewisser Weise Automatismen geworden. Das macht uns für uns selbst und für andere berechenbar. Ursache und Wirkung solchen Verhaltens ist der wissenschaftlichen Forschung zugänglich. Doch wir können diese Automatismen jederzeit außer Kraft setzen. Wir können uns absichtlich anders verhalten, als all die Einflüsse, Triebe und Gewohnheiten erwarten lassen. Und genau das nennt man Freiheit.

a) Freiheit und Krankheit – Diesseits von Gut und Böse

Diese Freiheit, die nach Überzeugung der Aufklärung der Grund der jedem Menschen zukommenden Menschenwürde ist, ist ebenfalls eine Perspektive, unter der man psychische Phänomene sehen kann. Und zwar ebenso ausnahmslos alle Phänomene. Doch auch die Freiheit ist stets eine mehr oder weniger angemessene Sicht der Dinge. Im gerade vorgestellten Beispiel wird man bei dem Mann, der seine Frau schlägt, gewiss an Freiheit und Verantwortung appellieren. Bei einer schicksalhaft einbrechenden Depression ist das in der Regel keine gute Idee.

Sucht ist Unfreiheit. Aber nicht totale Unfreiheit. Sucht betrachten wir heute als Erkrankung der Wahlfreiheit. Der Süchtige hat keine Wahl. Er muss trinken. Die Therapie versucht nun, dem Patienten wieder Wahlfreiheit zu ermöglichen. Doch um überhaupt Therapie mit Aussicht auf Erfolg machen zu können, muss man beim Patienten wenigstens einen Funken

Freiheit annehmen. Denn sonst könnte sich der Patient ja gar nicht zur Therapie entscheiden und vor allem nicht dazu, dann mit Hilfe der Therapie sein Leben wieder selbst in die Hand zu nehmen.

Da war eine allzu ideologisch dargebotene Suchttheorie mitunter misslich, die Sucht als lebenslang unveränderbare Störung vorstellte. Zwar half diese Sicht einigen Patienten, aber für manche andere ergab sich daraus das lähmende Gefühl einer völligen Hilflosigkeit vor dem Suchtmittel. Wenn man die Überzeugung verinnerlicht hatte, dass »Suchtdruck« eine große Gefahr, der »Rückfall« ein schreckliches Verderben und der »Kontrollverlust« eine unvermeidliche Folge davon war, dann traten diese Ereignisse mitunter im Sinn einer sich selbst erfüllenden Prophezeiung ein. Der Kranke erlebte sich nur in der beschämenden Rolle des hilflosen Opfers. Der Patient als handelndes Subjekt kam gar nicht vor. Ein modernes Rückfallmanagement war unter solchen Voraussetzungen schwierig zu begründen. Schon das Wort »Rückfall« hat etwas von einem Überfall von außen, und vor allem liegt in dem Ausdruck die Behauptung, was in der Vergangenheit schon mal da war, werde wieder passieren. Beides sind in der Regel wenig nützliche Suggestionen.

Wir sagen daher heute lieber, dass jemand sich entschieden hat, zu trinken, und wir sprechen unbestimmter von »Vorfall« – der ganz genauso in der Vergangenheit noch nie da war und aus dem man gegebenenfalls gute Schlüsse für die Zukunft ziehen kann. Sorgfalt im Umgang mit der Sprache ist für gute Psychotherapie wichtig, denn die Sprache ist das Skalpell des Psychotherapeuten. »Sich entscheiden« ist eine vergleichsweise neutrale Formulierung. Sie beschuldigt nicht einfach, weil damit noch nichts zum Suchtdruck, zum Kontrollverlust und anderen drängenden Faktoren gesagt ist. »Sich entscheiden« erinnert aber an die Freiheit des Patienten, die immer noch besteht, trotz der Sucht. Und genau diese Freiheit ist es ja, die dann genutzt werden soll, um die Entscheidung zu treffen, nichts zu trinken. So steht der Süchtige zwischen der drängenden Sucht auf der einen und seiner Freiheit auf der anderen Seite. An die Chancen der Freiheit zu erinnern, ist Aufgabe jeder guten Therapie. Dabei vermag niemand von außen zu entscheiden, wie viel Sucht und wie viel Freiheit im Einzelnen vorliegt. Und vor allem: Kein Mensch kann sicher sein, ob er selbst bei vergleichbarem Suchtdruck nicht auch gegen seinen Willen getrunken hätte. Das macht den Therapeuten bescheiden.

So kommt die Freiheit vor allem bei der Therapie mit ins Spiel. Unter dem Aspekt der Freiheit kann man durchaus fragen, was der Sinn einer psychischen Störung sein könnte. Es gibt bestimmte so genannte Rentenneurosen, bei denen Menschen, die mehr Freude an der Rente als an der Arbeit haben, ganz bewusst ein Krankheitsbild simulieren, um an ihr Ziel zu gelangen. Eine Behandlung solcher Störungen ist natürlich aussichtslos. Denn die Behandlungsmotivation tendiert bei diesen Möchtegernpatienten gegen Null. Doch es geht auch weniger absichtlich. Manche »reagieren« mit einer psychischen Störung auf irgendein Lebensereignis, ohne dass man dabei genau auseinandertüfteln kann, wie viel da unterbewusst und wie viel bewusst inszeniert ist. Jedenfalls ist die Perspektive der Freiheit für jede psychische Situation immer möglich. Auch sie ist natürlich stets mehr oder weniger angemessen. Man kann das ganze Leben eines Menschen als Kunstwerk seiner selbst betrachten. Und das gilt nicht nur für große Künstler, sondern im Grunde für jeden Menschen. Jeder ist seines Glückes Schmied, sagt der Volksmund. Und diesmal hat er jedenfalls nicht ganz unrecht.

Was frei entschieden wird, ist jedenfalls nie krank. Es ist gut oder böse, es ist sogar unglaublich gut und bestialisch böse. Und doch, es gibt keine Psychomethode, mit der man Gutes oder Böses vermehren oder vermindern kann, denn Gutes oder Böses zu tun, ist niemals krank. Psychische Krankheiten dagegen sind immer Einschränkungen der Freiheit eines Menschen, gut oder böse zu handeln. Durch die Symptome der Krankheit wird ein Patient mehr oder weniger daran gehindert, zu sagen und zu tun, was er selbst existenziell eigentlich sagen und tun will. Daher wird man einem Patienten in einer Phase schwerer psychischer Krankheit von existenziellen Entscheidungen abraten, also von Eheschließung und Ehescheidung, von Antritt oder Kündigung eines Arbeitsplatzes. Aufgabe jeder guten Therapie ist es, dass sie mit all ihren ausgeklügelten Methoden die Wahlfreiheit des Patienten für solche Entscheidungen möglichst schnell wiederherstellt.

b) Menschenwürde und Wahlfreiheit – Unsere Herren, die Kranken

Diese Perspektive der Freiheit, diese existenzielle Sicht, ist übrigens die wichtigste von allen Perspektiven auf das Leben. In ihr trifft man sozusagen den Menschen selbst an und nicht bloß seine Krankheit. Immer ist hinter all den sich in den Vordergrund drängenden psychischen Störungen der einzelne Mensch als freies Wesen da, auch wenn man das mitunter bei sehr ausgeprägten psychischen Erkrankungen nur ahnen kann. Der Respekt vor diesem geheimnisvollen, unverwechselbaren existenziellen Kern des Menschen, auf dem seine Würde beruht, unterscheidet eine menschenfreundliche Psychiatrie von ihrer menschenverachtenden Variante, die den Patienten nur als Ansammlung von Symptomen zu sehen vermag. Daher sind in einer humanen Psychiatrie Räume der Freiheit wichtig. Man darf nicht alles bloß unter therapeutischem Gesichtspunkt sehen. Die Patienten müssen auch mal tun und lassen können, was sie wollen. Sie sollten ohnehin so weit wie möglich in die Therapieplanung einbezogen werden. Es gibt nur wenige Studien darüber, auf welche Weise Ergotherapie, Kunsttherapie und Musiktherapie helfen. Sicher ist aber, dass sie dort wohl kaum eine therapeutische Wirkung entfalten können, wo sie nur als aufgezwungene Behandlung erlebt werden. Wahlfreiheit wird damit zur konkreten Übersetzung der Menschenwürde in die therapeutische Praxis.

Das Prinzip des »informed consent«, der informierten Zustimmung durch den Patienten, gilt in der gesamten Medizin, aber es ist in der Psychiatrie besonders brisant. Denn einerseits ist die Wahlfreiheit des Patienten krankheitsbedingt manchmal zeitweilig eingeschränkt, so dass der Rechtsstaat nach strengen Regeln Hilfspersonen bestimmt, die für ihn entscheiden müssen. Andererseits muss dennoch der Respekt vor der Freiheit des Patienten im Zentrum aller Bemühungen stehen. Denn die krankhafte Unfreiheit im Dienste der Freiheit des Patienten zu überwinden, ist Ziel aller Therapie. Daher muss es letztlich immer der Patient sein, der das Ziel der Therapie bestimmt, und wir Therapeuten haben diesem Ziel in kooperativer Haltung zu dienen. Das mögen dann manchmal auch merkwürdige Ziele sein.

Als junger Arzt in der Psychiatrie hatte ich da ein Schlüsselerlebnis. Eine junge chronisch schizophrene Patientin hörte Stimmen. Sie war gescheit, etwas skurril, daher auf Hilfe angewiesen, aber guter Stimmung. Ich befasste mich ausführlich mit ihrer Krankengeschichte und stellte fest, dass man offenbar aus mir unerfindlichen Gründen keinen Versuch gemacht hatte, die Psychopharmaka höher zu dosieren, damit das Stimmenhören endlich aufhörte. Ich besprach das kurz mit der Patientin. Beim nächsten ambulanten Termin traf ich auf eine außerordentlich verstimmte Patientin. Was ich denn da angestellt hätte! Es ginge ihr jetzt viel schlechter als vorher. Ob denn die Stimmen aufgehört hätten, fragte ich. Ja, die hätten aufgehört, doch gerade das sei das Problem. Sie habe immer die freundliche Stimme einer verstorbenen Lehrerin gehört. Das habe ihr gutgetan. Und diese Stimme sei jetzt weg ... Ich war ratlos. Da hatte ich gelernt, wie man Stimmen wegmacht, und hatte dieses Wissen auch korrekt und vor allem mit Erfolg angewendet. Doch die Patientin war dafür noch nicht einmal dankbar, im Gegenteil, sie beschimpfte mich. Ich versuchte, mich in die Gedankenwelt der Patientin zu versetzen. Sie litt nicht unter der Stimme, die Stimme gehörte zu ihrer Welt, in der sie sich offensichtlich wohlfühlte. Und so entschloss ich mich, die Neuroleptika wieder zu reduzieren, bis die Stimme der Lehrerin wiederkam. Die Patientin war zufrieden – und ich hatte wieder mal viel gelernt. Natürlich ist das Hören von Stimmen für die meisten Menschen eine unangenehme Beeinträchtigung. Doch manchmal auch nicht. Und da wir nicht Diagnosen behandeln, sondern Menschen, und diese Menschen mit ihren Zielen im Mittelpunkt stehen, war in diesem besonderen Fall die Konsequenz für mich klar.

Ich habe es später mit erfahrenen Patienten immer so gehalten, dass ich den Patienten den jeweiligen Stand der Wissenschaft erläutert habe, so dass sie dann selbst entscheiden konnten, welches Medikament sie in welcher Dosis nehmen wollten. Selbstverständlich habe ich nur Therapieziele und Therapiemethoden akzeptiert, die ich ethisch verantworten konnte, doch zu Konflikten ist es da kaum je gekommen. Denn Patienten sind in aller Regel vernünftige Menschen. Und warum sollen sich vernünftige Menschen auf Dauer selber schaden wollen?

Der moderne Dienstleistungsgedanke steht der Psychiatrie gut an und vielleicht auch die Erinnerung an die mittelalterlichen Krankenanstalten der Johanniter, die stets von ihren »Herren, den Kranken« sprachen. Orte der Freiheit in der Psychiatrie können auch Gespräche mit Seelsorgern der jeweiligen Religion sein. Denn das sind keine zum Zweck der Behandlung geführten therapeutisch-methodischen Gespräche, bei denen sich der Therapeut letztlich bedeckt hält, sondern das ist im besten Fall ein freier Austausch von Existenz zu Existenz.

Die religiöse Perspektive ist eine kollektive Form der existenziellen Perspektive. Ausnahmslos alle psychischen Situationen kann man unter religiöser Perspektive sehen: als Fügung Gottes, als Versuchung des Teufels. Das ist aus wissenschaftlicher Sicht nicht wahr, das ist aber auch nicht falsch. Vielmehr mag die religiöse Perspektive in jedem einzelnen Fall angemessen oder unangemessen, nützlich oder wenig nützlich sein. So ist in einer schweren Depression die wahnhafte Vorstellung eines Menschen, von Gott verlassen oder des Teufels zu sein, eine kranke Vorstellung. Der Patient kann sich ohne Behandlung von dieser Vorstellung nicht lösen. Man wird als religiöser oder als atheistischer Psychiater dieser Vorstellung nachdrücklich widersprechen. Doch wenn ein Mensch im Nachhinein seine Erkrankung als Prüfung Gottes oder als Versuchung des Teufels interpretieren will, dann ist das eine mögliche Perspektive eines bestimmten Patienten, die jedenfalls aus psychiatrischer Sicht nicht zu widerlegen ist. Wenn Psychiater und Psychotherapeuten auf diese Weise die Religiosität von Patienten respektieren, dann ist es nicht erforderlich, dass religiöse Menschen von religiösen Psychiatern behandelt werden. Manchmal kann das sogar schädlich sein, dann nämlich, wenn bei bestimmten Therapeuten die Gefahr besteht, dass die notwendige Grenze zwischen Psychotherapie und Seelsorge verwischt wird.

Am Beispiel der religiösen Perspektive wird noch einmal besonders klar, dass es bei den unterschiedlichen Sichtweisen, unter denen man psychische Phänomene sehen kann, nicht um die Wahrheit geht. Frühere Auseinandersetzungen zwischen therapeutischen Schulen darüber, ob nun die biologische, die psychoanalytische, die verhaltenstherapeutische oder irgendeine andere Sicht wahr sei und alle anderen daher falsch, sind inzwischen glücklicherweise überwunden. Der alte Gedanke des Aristoteles, dass die Diagnose ja nur den Zweck hat, zu einer guten Therapie zu helfen, hat dazu beigetragen, ideologische Debatten zu überwinden. So ist von einem modernen Psychiater und von einem modernen Psychotherapeuten die Fähigkeit zum Perspektivwechsel gefordert. Man muss viele Methoden kennen und dann die für den Patienten und übrigens auch für den Therapeuten angemessenste Methode wählen.

III Wie behandeln?

1. Eine künstliche Beziehung auf Zeit für Geld – Kleine Einführung in die Psychotherapie

Was hilft? Die Auswahl ist groß. Über fünfhundert Methoden stehen zur Verfügung. Muss man sie alle kennen? Muss man sie alle testen, um die zu finden, die angemessen ist? Jemand hat behauptet, es gebe so viele Psychotherapiemethoden, wie es Psychotherapeuten gibt. Es bleibt also gar nichts anderes übrig, als Wichtiges von Unwichtigem zu unterscheiden. Manche Methoden waren früher wie Ersatzreligionen organisiert und profilierten sich durch stabile Feindbilder. Doch der Pulverdampf hat sich verzogen. Was die Vor- und die Nachteile einer Therapieform sind, das sieht man nun nüchterner. Klar ist, dass seriöse Psychotherapie keine Wahrheitslehre ist wie eine Religion. Andererseits muss sie sich von schlichter Alltagskommunikation qualifiziert unterscheiden. Daher ist Therapieeffizienzforschung keine Zumutung. Sie sichert vielmehr die Eigenart und übrigens auch die legitime Bezahlung psychotherapeutischer Kommunikation. Klaus Grawe hatte 1994 im Auftrag der Bundesregierung die Effizienz der verschiedenen Psychotherapiemethoden untersucht und war zu spektakulären Ergebnissen gekommen. Insbesondere die psychoanalytischen Methoden kamen bei ihm eher schlecht weg. Und so brach von Seiten einiger wenig humorvoller Psychoanalytiker ein Sturm der Entrüstung über ihn herein, vor allem als seine Erkenntnisse eine Titelgeschichte des »Spiegel« schmückten. Die Psychoanalyse hatte zu wenig wissenschaftlich sauber durchgeführte Effizienzprüfungen vorzuweisen. Und dass nach den Erhebungen von Grawe die große Psychoanalyse nur für Gesunde geeignet sei, das amüsierte treue Anhänger der Psychoanalyse überhaupt nicht.

a) Die Psychoanalyse – Sie lächeln so, was verdrängen Sie?

Die Psychoanalyse ist nun freilich die alte Dame der Psychotherapie. Sie musste lange um ihre Anerkennung kämpfen, und die Erinnerung an diese Kampfzeit prägt manchen alten psychoanalytischen Haudegen noch heute. Sigmund Freud, der Erfinder der Psychoanalyse, hatte seine Zeitgenossen mit einer betörenden Theorie provoziert. In die absurden leibfeindlichen Verrenkungen einer bürgerlichen Gesellschaft, unter deren zerbrechlicher wohlanständiger Oberfläche obsessive sexuelle Fantasien brodelten, verkündete er als Erklärung für merkwürdige psychische Phänomene die geheime Wirklichkeit des Unbewussten. Damit versuchte er, vor allem den damals grassierenden hysterischen Zuständen exaltierter Damen beizukommen. Die neue Methode eröffnete Einsichten in eine allgegenwärtige Welt der Triebe und des mehr oder weniger gelungenen Umgangs damit. Freuds Konstruktionen, die von einer frühen erotischen Verstrickung des Kindes in der Beziehung mit Vater und Mutter ausgingen, gaben sich wissenschaftlich, naturwissenschaftlich vor allem. Damit lagen sie ganz im Trend der Zeit und konnten gleichzeitig dazu beitragen, eine verklemmte Gesellschaft erfolgreich aufzumischen. Doch sie waren keine Naturwissenschaft, ja noch nicht einmal Wissenschaft im strengen Sinn. Bekannt ist Jürgen Habermas´ Vorwurf des »szientistischen Selbstmissverständnisses der Psychoanalyse«. Die Psychoanalyse ähnelte in ihren Anfängen eher einer Ideologie oder den traditionellen Religionsgemeinschaften. Freud verteilte Ringe an seine engsten und wichtigsten Jünger wie Bischofsringe, er exkommunizierte seinen Meisterschüler C.G. Jung und seine Texte werden mitunter noch heute wie heilige Schriften verehrt. Freud selbst wandte die Psychoanalyse nicht nur auf Patienten an, sondern machte daraus eine anregende Lehre über Gott und die Welt. All das führte und führt bei weniger erleuchteten Anhängern der Psychoanalyse nicht selten dazu, psychoanalytische Deutungen als Wahrheiten zu verstehen. Doch das sind sie nicht.

Obwohl Freud selbst die Seelenvorgänge am liebsten neurologisch, also körperlich erklärt hätte, lieferte er in Wirklichkeit mehr oder weniger plausible Bildbeschreibungen, die in einem Gespräch mit Patienten unter bestimmten Voraussetzungen eine heilsame Wirkung entfalten können. Träume und freie Assoziationen im freischwebenden Sprechen des Patienten auf der psychoanalytischen Couch spülen unbewusste Elemente ins bewusste Reden und werden dann durch den Analytiker gedeutet. Dabei spielt die Assoziation zwischen gegenwärtigen Phänomenen und ungelösten Konflikten der frühen Kindheit eine wichtige Rolle, aber auch das dynamische Geschehen zwischen Patient und Therapeut. Die im Dialog mit dem Analytiker erlebte tiefere Einsicht des Patienten in seine Symptomatik ist der entscheidende heilende Faktor. Auch viele andere psychoanalytische oder tiefenpsychologische Methoden gehen auf diese Grundlagen zurück, so natürlich die Analytische Psychologie C.G. Jungs, die Individualpsychologie Alfred Adlers, in gewisser Weise auch die so genannten humanistischen Therapien, so die Gestalttherapie Fritz Pearls, das Psychodrama nach Moreno und manches andere. Auch all diese Methoden liefern keine Wahrheiten. Sie sind, wie alle therapeutischen Methoden, bloß mehr oder weniger nützlich.

Da war es ernüchternd, als sich herausstellte, dass diese Effekte bei der Psychoanalyse weniger gut nachweisbar sind als bei anderen Methoden. Klassische Psychoanalytiker von der ideologischen Sorte störte das nicht weiter, denn die »Wahrheit« ist durch mangelnden Effekt natürlich nicht widerlegbar. Doch klügere Vertreter ihres Faches erkannten die Gefahr, die der Psychoanalyse hier drohte. Sie überwanden die alten wissenschaftstheoretischen Probleme, konzipierten die Psychoanalyse neu und korrekt als Geisteswissenschaft und begannen mit Effizienzstudien. Zwar blieben auch sie, selbst im Widerspruch, auf manchmal rührende Weise dem Übervater Freud verbunden. Beschwörend, aber mit feiner Ironie hebt der glänzende Analytiker Otto Kernberg bisweilen die Hände zum Himmel: »Heiliger Sigmund, verzeih mir!« Nicht jeder aber ist so souverän. Ein entscheidendes Problem blieb die Konzentration auf die Vergangenheit und dabei insbesondere auf die Kindheit des Patienten. Am klugen Umgang mit diesem Aspekt kann man gute von schlechten Analytikern unterscheiden. Die feste Verankerung der derzeitigen Störung in Phänomenen der Vergangenheit kann psychologisch im schlechtesten Fall suggerieren, dass die Störung unveränderbar ist, denn seine Vergangenheit kann der Mensch definitionsgemäß nie mehr loswerden. Und wenn die derzeitige Störung im Wesentlichen mit einer Vergangenheit zu tun hat, die man nicht loswerden kann, wie soll man dann die Störung selbst loswerden? Die Konzentration auf Vergangenes und auf die Defizite des Patienten können bei ungeschickter Handhabung sogar das bewirken, was man »Psychotherapiedefekt« genannt hat: die Herstellung einer psychischen Störung durch Psychotherapie.

Eines Tages kam zu mir ein erfolgreicher Medienmensch, der in so eine Behandlung geraten war. Nach einigen Wochen der Überlegung, ob er nicht doch irgendwelche Macken besitze, war dieser eigentlich höchst selbstbewusste Mann völlig verunsichert. Denn mit der Pseudoautorität geheimnisvollen Psychowissens war ihm ausdauernd nahegelegt worden, seinen eigenen psychischen Bauchnabel kritisch zu betrachten. Jetzt also ging es ihm erwartungsgemäß herzlich schlecht. Die Therapie musste nun darin bestehen, mit psychotherapeutischer Autorität nachdrücklich den Scheinwerfer der Aufmerksamkeit wieder auf die reichlich vorhandenen Fähigkeiten und Kräfte dieses Psychotherapieopfers zu lenken. In kürzester Zeit war der Patient kein Patient mehr, sondern wieder er selbst.

Klassisch für die bedenklichen Nebenwirkungen eher defizitorientierter Methoden ist der chronisch unglückliche Gesichtsausdruck von Woody Allen, der sich in seinen Filmen in all die psychoanalytischen Deutungen seiner selbst und anderer verstrickt und offensichtlich aus diesem Gestrüpp keinen Ausweg mehr findet: »Was sagt denn dein Psychoanalytiker dazu?« Der schwarze Humor Woody Allens ist freilich vor allem eine Satire auf die haarsträubenden Popularisierungen der Psychoanalyse. Da meint jeder akribische Illustriertenleser genau zu wissen, dass Irritationen in der oralen Phase (das erste Lebensjahr) – zu früh den Schnuller, zu spät den Schnuller, zu lange den Schnuller – unvermeidlich zum »oralen Charakter« führen und damit zu Sucht und anderen schweren Störungen. Ganz schlimm aber trifft es die Menschen, die Probleme in der darauf folgenden analen Phase haben – zu früh auf den Pott, zu spät auf den Pott, oder gar neben den Pott ... Da droht unabweislich der aggressive hinterfotzige »anale Charakter« mit der beruflichen Perspektive: Buchhalter oder Massenmörder. Zugegeben, das sind kabarettreife Missverständnisse der Psychoanalyse, aber sie sind keineswegs selten.

Doch entscheidend ist gar nicht unbedingt die verwendete Methode. Wie gut oder wie schlecht eine psychoanalytische Behandlung wirkt, wie kurz oder wie lang sie dauert, hängt wie bei allen psychotherapeutischen Behandlungen wesentlich von der Person des Therapeuten ab. Es gibt brillante lebensweise Psychoanalytiker, die manche Sackgassen der Psychoanalyse verlassen haben, sich modernen wissenschaftlichen Standards stellen und sehr erfolgreich Therapie machen. Neben dem Therapeuten ist natürlich auch der Patient selbst und die Art seiner psychischen Störung für den möglichen Erfolg dieser speziellen Therapie wichtig. Deswegen sind Probesitzungen erforderlich, damit Therapeut und Patient feststellen können, ob »die Chemie stimmt«. Leider sind wir längst nicht so weit, genau angeben zu können, bei welchem Patienten und welcher Störung welche Methode und welcher Therapeut wohl am effektivsten sein werden. Wenn Menschen in ihrem Leben immer wieder in die gleichen aussichtslosen Sackgassen rennen und wenn sich dafür lebensgeschichtliche Bezüge herstellen lassen, dann kann die Psychoanalyse in der Hand eines modernen Analytikers eine gute Hilfe bieten. So bleibt also auch die Psychoanalyse eine in einigen Fällen nützliche und in anderen Fällen weniger nützliche psychotherapeutische Methode. Da sie langwierig und kostspielig ist, kann sie ohnehin nicht allen psychisch Kranken zugutekommen. Und für bestimmte gravierende psychische Störungen wie Schizophrenie und schwere Depressionen ist sie in ihrer klassischen Form nicht geeignet oder sogar schädlich.

b) Die Verhaltenstherapie – Quadratisch, praktisch, gut

Die große Gegenspielerin der Psychoanalyse war und ist die Verhaltenstherapie. Sie hat nicht das Mysteriös-Ahnungsvolle der Psychoanalyse. Sie ist nüchtern und auf Effizienz getrimmt. Verhaltenstherapeuten reden nicht bloß – oder lassen reden –, sondern sie tun was. Wenn Sie einem etwas ängstlich dreinschauenden Menschen mit einem zuversichtlich wirkenden Begleiter am Fernsehturm begegnen, dann wird das wahrscheinlich ein Patient mit Höhenangst sein und ein Verhaltenstherapeut, der ihn bei einer »Exposition« begleitet. Der Patient macht in Gegenwart seines Therapeuten das, was er schon seit Jahren unter keinen Umständen mehr tut. Im Grunde hat ein solcher Patient ja mit der Angst machenden Situation schon lange keine Erfahrung mehr. Leute mit Höhenangst gehen eben nicht auf Fernsehtürme, Leute mit Aufzugangst fahren nicht mit dem Lift, Leute mit Platzangst gehen nicht über große Plätze. Doch die Angst im Kopf ist mit den Jahren immer mehr gewachsen und hat sich oft auch auf andere Lebensbereiche übertragen. Die Methode, sich der Angst auslösenden Situation in sicherer Begleitung auszusetzen, rechnet mit der Eigenschaft der Psyche, sich irgendwann an alles zu gewöhnen. So nimmt der anfänglich hoch angestiegene Angstpegel nach einigen Minuten ab und der Patient erlebt zum ersten Mal seit langem diese völlig unvorstellbare Situation mehr oder weniger angstfrei. Auf solche Weise kann die Höhenangst verschwinden – und so geht man auch viele andere Ängste an.

Die klassische Verhaltenstherapie interessiert sich nicht für die Dynamik, die hinter einer Symptomatik liegen mag. Sie interessiert sich schlicht für die Symptome selbst, das äußerlich beschreibbare Verhalten, und vor allem dafür, wie man die Symptome wegbekommt. Die Verhaltenstherapie hält solch krankhaftes Verhalten für lebensgeschichtlich erlernt, mit der Folge, dass man es auch wieder verlernen kann. Dafür hat sie wissenschaftlich genau evaluierte Methoden entwickelt, um eine möglichst schnelle und nachhaltige Beseitigung der Symptome zu erreichen. Keine Frage: Genau das will auch der Patient. Die übliche Kritik der Psychoanalyse an derartigen Methoden war, dass sie nur an der Oberfläche bleiben und daher nicht »tief« genug gehen. Doch Untersuchungen haben ergeben, dass verhaltenstherapeutische Methoden durchaus nachhaltig wirken.

Die Verhaltenstherapie hat im Laufe der Zeit eine oft auch polemisch zugespitzte Konzentration auf die äußeren Symptome und ihre Behandlung ergänzt um kognitive, also Einsicht fördernde Aspekte, wie sie auch bei psychoanalytischen Methoden vorkommen. Die »kognitive Wende« der Verhaltenstherapie hat diese Therapieform zu der wohl weltweit wissenschaftlich am besten belegten Psychotherapiemethode gemacht. Inzwischen gibt es ausgetüftelte Handbücher, nach denen Therapeuten einigermaßen standardisiert bestimmte Störungen verhaltenstherapeutisch behandeln können. Doch es gibt Patienten, bei denen man mit dieser Methode einfach nicht weiterkommt.

c) Systemische Revolutionen – Wie man Probleme liquidiert

Die Psychoanalyse versucht, mit der psychoanalytischen Kur einzelne Menschen zu behandeln, die Verhaltenstherapie behandelt vor allem einzelne Symptome. Doch der Mensch ist immer auch ein soziales Wesen. Und so hat die systemische Therapie, die sich in Amerika und parallel in Italien entwickelte, den Menschen mit seinen sozialen Bezügen in den Mittelpunkt gestellt. Die Mailänder Psychoanalytikerin Mara Selvini Pallazoli behandelte magersüchtige Mädchen in klassischer psychoanalytischer Einzeltherapie. Die Magersucht ist eine unheimliche Erkrankung, denn sie ist nur schwer zu behandeln, und dabei ist sie eine der tödlichsten psychischen Erkrankungen überhaupt. Zwanzig Prozent der jungen Frauen sterben. So war es für Mara Selvini Pallazoli besonders deprimierend, dass ihre intensiven therapeutischen Bemühungen keinen wirklichen Erfolg hatten. Da fing sie an, die Familie einzubeziehen und andere therapeutische Optionen zu nutzen. Und plötzlich stellten sich Erfolge ein.

Wenn ein junges Mädchen magersüchtig wird, so hat das oft mit Krisen zu tun. Mag sein, dass die Eltern vor der Trennung stehen. Die Tochter ist ohnehin in der Pubertät, hat Probleme mit ihren neuen Körperformen, spürt die Spannungen zwischen den Eltern und nimmt ab. Das merken die Eltern und reagieren besorgt. Das nicht selten hochbegabte Mädchen isst immer weniger, treibt unsinnig viel Sport, erbricht heimlich, nimmt dadurch weiter ab, und im gleichen Maße nimmt die Besorgnis der Eltern zu. Immer verzweifelter kooperieren die Eltern, um ihrem Kind zu helfen, das vor ihren Augen bis zum Skelett abmagert. Dann beginnt die psychoanalytische Einzeltherapie mit der Patientin. Doch wie soll das Mädchen in dieser Situation zunehmen? Denn wenn es wieder zunimmt, muss es doch befürchten, dass die Eltern dann nicht mehr kooperieren und auseinandergehen. Die schreckliche Symptomatik hat einen Sinn bekommen und ist daher nicht mehr so leicht auflösbar. So kann jeder verstehen, dass eine Therapie in einem solchen Fall zum Scheitern verurteilt ist, wenn sie nicht das ganze Familiensystem mit in den Blick nimmt. Daher bezog Mara Selvini Pallazoli die Eltern mit ein. Und so konnte es gelingen, einem solchen Mädchen deutlich zu machen, dass die Eltern nicht auseinandergehen würden, wenn sie zunähme, oder dass das Auseinandergehen keine Katastrophe für sie wäre. Erst wenn das Mädchen das wirklich begriffen hat, kann es sich sozusagen wieder erlauben zuzunehmen.

Auch andere Therapieschulen haben inzwischen gelernt, das soziale Umfeld stärker einzubeziehen. Das neue systemische Denken hatte aber noch ganz andere revolutionäre Auswirkungen auf die Psychotherapie. Unabhängig von den Mailänder Ereignissen war es schon in den vierziger Jahren des vorigen Jahrhunderts in Palo Alto in Kalifornien entwickelt worden, unter anderem von Gregory Bateson und Paul Watzlawick, dem Autor des Bestsellers »Anleitung zum Unglücklichsein«. Die Palo-Alto-Schule verabschiedete die klassische Auffassung, als gäbe es »die« Magersucht oder »die« Schizophrenie oder »die« Depression. »Wie wirklich ist die Wirklichkeit?«, hatte Paul Watzlawick provozierend gefragt. Systemische Therapie bot eine völlig neue, viel weniger starre Sicht der Wirklichkeit. Deswegen ist systemische Therapie nicht ein Synonym für Familientherapie, obwohl sie dieser Therapieform viele wichtige Impulse gegeben hat. Familientherapie kann man im Grunde mit jeder Therapieform machen. Aus systemischer Sicht eines Watzlawick löste sich die Wirklichkeit »der« Depression in die oft sehr verschiedenen Sichtweisen des Patienten, der Angehörigen und des Therapeuten auf, und auch im Laufe der Zeit zeigte »die Depression« immer wieder andere Gesichter. Der Therapeut aber hatte die Aufgabe, die nützlichsten Perspektiven herauszufinden und zu verstärken. Dabei fiel plötzlich ins Auge, dass Krankheitssymptome auch einen Sinn haben und nicht bloß als Defizit, sondern auch als Ressource, als Quelle der Kraft, gesehen und genutzt werden können. »Was ist das Gute am Schlechten?«, fragte Paul Watzlawick. Seine Antwort: Perspektivwechsel und überraschende Interventionen. So konnte er in völlig verhedderten Situationen plötzlich »einen auffälligen Unterschied machen, der wirklich einen Unterschied machte«. Die systemischen Therapeuten brachten neuen Schwung in ein System, das zuvor in bestimmten wenig nützlichen und daher leidvollen Riten erstarrt war.

»Warum sind Sie eigentlich so depressiv?« Eine solche Frage an einen Schwermütigen ist aus therapeutischer Sicht eigentlich nicht sehr gescheit. Denn das fragt sich der Depressive ergebnislos ohnehin schon lange. Wenn so jemand nun auch noch einem anderen eine Dreiviertelstunde lang das ganze Elend seines Lebens erzählen soll, dann geht es ihm danach mutmaßlich nicht besser, sondern jetzt geht es ihm richtig schlecht – und er weiß jetzt auch noch warum! Daher stellen systemische Therapeuten ganz andere Fragen. Zum Beispiel: »Wie haben Sie das mit Ihrer Depression eigentlich so lange durchgehalten?« Und auf diese Frage wird der gleiche Patient eine ganz andere Geschichte erzählen. Der gleiche Patient wird erzählen, dass er immerhin noch ein bisschen malen konnte, dass er noch ein wenig spazieren gehen konnte, dass er noch einige Freunde besuchen konnte, nicht so viele wie sonst, aber immerhin. Das heißt, der gleiche Patient wird nach einer solchen unerwarteten Frage von seinen höchst individuellen Kräften erzählen, die ihn in der Depression noch aufrecht halten. Und womit soll man denn Psychotherapie machen, wenn nicht mit den Kräften des Patienten? Das liebevoll auszubauen, mehr von dem zu tun, was hilft, das ist Sinn jeder an Ressourcen orientierten Psychotherapie. Je mehr man dagegen in einer Psychotherapiesitzung von den unbestreitbaren Defiziten des Patienten redet, von ihren Ursachen und Folgen, desto mehr verstärkt man im Zweifel seine Hilflosigkeit. Dem professionellen Therapeuten muss es gelingen, die Gedanken eines Menschen wieder auf seine eigenen Kräfte zu lenken. Denn die Gedanken und die Sprache schaffen eine Wirklichkeit, die im wahrsten Sinne des Wortes »wirkt«. Daher ist es wenig nützlich, mit dem Kranken immer wieder über »die Depression« zu reden. Systemische Therapeuten behandeln Diagnosen und Symptome nicht so, als seien das ewige Wahrheiten, sondern sie lösen diese starren Begriffe auf und lenken die Aufmerksamkeit auf die oft höchst kreativen individuellen Lösungen des Patienten in Vergangenheit und Gegenwart. »Diagnosen brauchen wir nur für die Krankenkassen«, meinte Paul Watzlawick einmal schelmisch auf einem Symposium meiner Klinik.

d) Lösungen ohne Probleme – Das Geheimnis der Zahnlücke

Der Amerikaner Steve de Shazer hat diesen Ansatz konsequent weiterentwickelt zur lösungsorientierten Therapie, die radikal vom Problem absieht und nur noch auf die Lösung schaut. Das verkürzt die Therapiedauer und führt zu effektiven individuellen Lösungen. Dabei stützte er sich auf den genialsten Psychotherapeuten des 20. Jahrhunderts, Milton Erickson. Der war behindert, saß im Rollstuhl und war daher darauf angewiesen, Menschen ganz genau zu beobachten. Was sich daraus als Therapie entwickelte, ist mit dem Ausdruck Hypnotherapie nur sehr ungenau beschrieben. Ericksons Interventionen nutzten die Wirkung von Sprache, angefangen bei der Wahl der einzelnen Worte über den Tonfall bis hin zur Gestik, optimal für die Lösung eines Problems. Hypnose ist demgegenüber bei Erickson eher ein Randphänomen. Dabei ist Hypnose bekanntlich kein unseriöser Firlefanz, sondern eine gute Entspannungsmethode, bei der sich der Patient die Entspannungssuggestionen nicht selbst sagt, wie beim Autogenen Training, sondern bei der ein äußerer Sprecher diese Aufgabe übernimmt.

Die Behandlungsfälle von Milton Erickson sind legendär: Eines Tages kam eine junge Frau zu ihm, legte ein Bündel Dollarnoten auf den Tisch und sagte, das sei ihr restliches erspartes Geld, dafür wolle sie bei ihm Psychotherapie machen, und wenn das aufgebraucht sei, dann wolle sie sich umbringen. Normalerweise würde man eine solche Therapie nicht übernehmen, denn wer will schon einen Menschen unter dem Damoklesschwert des sicheren Suizids behandeln? Doch Erickson hatte eine beeindruckende Menschenkenntnis und er nahm ausnahmsweise diesen Fall an. Die Frau erzählte ihm, dass sie immer wieder Probleme mit Beziehungen hatte. Gerade sei wieder eine Beziehung kaputtgegangen. Sie habe auch den Eindruck, sie sehe irgendwie abschreckend aus, sie hatte nämlich eine Zahnlücke. Die Kollegen am Arbeitsplatz beachteten sie kaum. Der Kollege, mit dem sie zusammen im Zimmer arbeitete, behandelte sie geradezu wie Luft, grüßte sie noch nicht einmal. Nachdem sie Erickson all das geschildert hatte, forderte der sie auf, mit ihm auf den Hof zu gehen. Auf dem Hof war ein Brunnen. Und Erickson forderte die Patientin auf, Wasser aus dem Brunnen zu schöpfen, das Wasser in den Mund zu nehmen und durch die Zahnlücke hindurch auf einen bestimmten Punkt zu spritzen. Die Patientin tat das. Nach einiger Übung hatte sie schließlich eine gewisse Fertigkeit erreicht, durch die Zahnlücke hindurch einen bestimmten Punkt über mehrere Meter hinweg zu treffen. Und da forderte Erickson die Patientin auf, den Kollegen am Arbeitsplatz, mit dem sie zusammen im Zimmer arbeitete, plötzlich und unerwartet mit Wasser durch die Zahnlücke hindurch zu bespritzen, das Ganze nicht zu erklären und den Raum zu verlassen. Die Patientin wird diese Aufgabe merkwürdig gefunden haben, aber sie hatte ja nichts zu verlieren. Sie tat, was Erickson gesagt hatte. Und siehe da, zum ersten Mal ergab sich ein Gespräch zwischen ihr und diesem Kollegen. In der Folgezeit gab es häufiger Gespräche zwischen den beiden. Man traf sich schließlich sogar privat. Man traf sich häufiger privat ... Die Therapie war längst beendet, als Jahre später ein Brief bei Milton Erickson eintraf mit einem Foto. Eine glückliche amerikanische Familie mit vier Kindern, alle »keep smiling«, und unter dem Foto stand: »As you see, Milton, three of my children are blessed with a space. (Wie du siehst, Milton, drei von meinen Kindern sind gesegnet mit einer Zahnlücke.)« So etwas ist geniale Psychotherapie: Die Zahnlücke, die beinahe zum Grund für einen Selbstmord geworden wäre, wird zum Segen, zur Lösung, durch die sich die Patientin aus ihrer belastenden Befangenheit befreite. Solche Interventionen sind Milton Erickson immer wieder gelungen.

Lösungsorientierte Therapie hat sich besonders bei Suchtkranken bewährt. Die sind durch sich selbst und durch ihre Umgebung oft sehr stark auf ihre Probleme konzentriert. Und sie erwarten natürlich, dass nun auch der Therapeut genau danach fragt, was bei ihnen denn so alles schiefgegangen ist. Doch dann sind sie erstaunt, dass man sie zunächst einmal fragt, wie es ihnen gelungen ist, den Rückfall zu beenden. Sie hören verdutzt, dass der Therapeut sich nicht so sehr für ihre Trinkphasen, sondern für die Zeiten der Abstinenz interessiert. Und je mehr sie sich wieder vor ihr geistiges Auge führen, was ihnen im Leben gelungen ist, desto mehr erinnern sie sich an die Fähigkeiten, die sie dafür aktiviert hatten. Ihr Bild von sich selbst wird wieder positiver. Allein dadurch steigt die Wahrscheinlichkeit, es wieder zu schaffen. So wird die Art, wie man nach der Krankengeschichte fragt, schon zur entscheidenden therapeutischen Weichenstellung. Wer – ohne eine solche therapeutische Anregung – nur um die Ursachen seines Problems kreist, der führt sich immer wieder das eigene Versagen vor Augen. Das mag zwar zu Erkenntnissen führen, aber es hilft nicht unbedingt, eine Lösung zu erreichen.

»The solution has nothing to do with the problem« – Die Lösung hat mit dem Problem nichts zu tun. Mit diesem Satz überraschte uns Steve de Shazer zu Anfang des ersten Seminars, das er an meiner Klinik hielt. Was vor allem für tiefsinnige deutsche Gemüter wie eine platte Provokation klang, war Ergebnis einer sorgfältigen wissenschaftlichen Erhebung. Man hatte alle Behandlungsfälle des Instituts in Milwaukee ausgewertet. Man hatte präzise das jeweilige Problem beschrieben, mit dem der Patient in Therapie kam. Man hatte ebenso exakt die Lösung beschrieben, die am Ende der Therapie stand. Und als man dann versuchte, beides in Beziehung zu setzen – fand sich keinerlei Zusammenhang. Eigentlich unglaublich! Man muss doch das Problem erst kennen, bevor man es löst! Doch, recht besehen, ist genau das nicht der Fall. Denn das Problem ist ein Lebensereignis, das irgendwie den eigenen Lebensweg von außen kreuzt. Die Lösung aber müssen wir in jedem Fall mit den besonderen, aber bei jedem Menschen unterschiedlichen Fähigkeiten erreichen, die wir in uns haben. Wenn sich jemand in Stresssituationen durch Musik beruhigen kann, wird er diese Fähigkeit bei ganz verschiedenen – privaten, beruflichen, sozialen – Problemen einsetzen, um eine Lösung zu finden. Bei anderen Menschen wird Musik nicht helfen. Aber auch sie haben in ihrem Leben schon erfolgreich Probleme gelöst – mit anderen Fähigkeiten.

Aus diesem Grunde zeugt der Rat »Ich an Ihrer Stelle würde ...« von wenig Professionalität. Die Lösung beruht auf unseren begrenzten, individuellen, von Mensch zu Mensch unterschiedlichen Fähigkeiten. Und auf diese Fähigkeiten muss professionelle Therapie den Scheinwerfer der Aufmerksamkeit richten. Das Problem dagegen speist sich aus den unbegrenzten Verhängnissen, die die Welt zu bieten hat. Es ist daher unvorhersehbar und, soweit es außerhalb unserer Selbst liegt, auch unbeeinflussbar. Daher sollten wir keine unnötige Zeit auf das Problem verschwenden. »Shit happens« heißt ein wissenschaftstheoretisch überzeugender Aufsatz von de Shazer, in dem er vor allem auf die Sprachphilosophie Ludwig Wittgensteins eingeht. Solche Aufsätze haben mir übrigens sehr schnell das typisch deutsche Vorurteil ausgetrieben, die Kurzzeittherapie de Shazers sei amerikanisches Fast Food für Arme im Geiste. Diese neuen Therapieformen sind nicht nur theoretisch höchst seriös fundiert, sie sorgen mit ihrer radikalen Konsequenz vor allem dafür, dass Patienten ihre Symptome schnell und nachhaltig loswerden. So etwas kann nicht völlig falsch sein.

Eines Tages kam eine Patientin zu de Shazer, die berichtete, sie habe ein Problem, das ihr so peinlich sei, dass sie es ihm unter keinen Umständen erzählen könne. Normalerweise wäre das wohl bereits das Ende der Therapie, bevor sie begonnen hätte. Bei Steve de Shazer war es anders. Er nahm alle Patienten an, auch die so genannten »nicht Motivierten«. Denn sie kamen ja zu ihm, hatten also irgendein Anliegen. Herauszufinden, wie man auch in komplizierten Fällen helfen könne, sei aber nicht Aufgabe des Patienten, sondern des professionell arbeitenden Therapeuten. Die Aufgabe war in diesem Fall ja klar: Eine Lösung zu finden, ohne das Problem zu kennen. De Shazer respektierte die Bedingung der Patientin und stellte seine Skalenfragen: »Nehmen Sie eine Skala von null bis zehn. Null heißt: Es ist so schlimm, schlimmer geht es nicht. Zehn heißt, Ihr Problem ist vollständig gelöst. Wo liegen Sie im Moment auf dieser Skala?« Die Patientin nannte die Zahl 2. De Shazer stellte seine weiteren Standardfragen: »Wie haben Sie es geschafft, von 0 auf 2 zu kommen, was hat Ihnen dazu geholfen und was ist jetzt auf 2 besser als auf 0?«

Da die Patientin ihr Problem aber nicht nennen wollte und die Antworten Hinweise auf das Problem gegeben hätten, forderte de Shazer die Frau auf, sich die Antworten nur in ihrer Fantasie genau vorzustellen. Das tat die Patientin. Und als sie damit fertig war, stellte de Shazer seine nächste Frage: »Wann waren Sie denn in der vergangenen Zeit mal kurz auf 3 oder 4?« Wieder stellte sich die Patientin diese – besseren – Phasen im Geiste vor. Nach einigen anderen Fragen kam dann noch die »Frage der ersten Stunde«: »Stellen Sie sich bitte bis zur nächsten Sitzung in drei Wochen vor, was sich in Ihrem Leben und an Ihrem Verhalten nicht ändern soll.«

Was sie ändern wollen, wissen die Patienten selbstverständlich, und der Gedanke daran lenkt den Scheinwerfer der Aufmerksamkeit immer wieder auf die Defizite, die ein jeder Mensch hat und die ihn daran hindern, das schöne Ziel zu erreichen. Die »Frage der ersten Stunde« aber lenkt die Aufmerksamkeit auf all die vielen individuellen Fähigkeiten und Kräfte, die der problembeladene Patient verständlicherweise in der vergangenen Zeit aus dem Blick verloren hat. Ob man in der nächsten Stunde wirklich nach dem fragt, was der Patient nicht ändern will, ist gar nicht entscheidend. Die Frage hat die Aufmerksamkeit des Patienten zwischenzeitlich auf etwas sehr Nützliches gerichtet – und das wirkt. In der zweiten Stunde stellte Steve de Shazer dann noch die berühmte Wunderfrage: »Stellen Sie sich vor, Sie sind müde und gehen abends ins Bett. Und während Sie schlafen, geschieht ein Wunder. Ihr Problem ist mit einem Schlag vollständig gelöst. Sie wachen am Morgen auf, wissen aber nicht, dass das Wunder passiert ist, weil Sie ja geschlafen haben. Woran werden Sie merken, dass das Wunder passiert ist?« Wenn die Antwort nur allgemein formuliert wird wie: »Es geht mir besser«, dann wird weitergefragt: »Woran merken Sie das?«, bis konkret bemerkbare Verhaltensweisen beschrieben werden.

Man kann zur Klärung auch fragen, woran bestimmte Angehörige merken würden, dass das Wunder passiert ist, oder man kann sich dafür interessieren, was man zum Beispiel auf einem Film über die Nach-Wunder-Situation sehen könnte. Dieses Bestehen auf einer konkreten Beschreibung verhindert utopische Zielvorstellungen und lässt das Ziel realistisch wirken. Der Clou an der Wunderfrage ist, dass der Patient sein höchst individuelles Ziel der Therapie beschreibt. Der eine wird erzählen, dass er dann endlich wieder morgens früh selbst das Frühstücksei kochen und die Zeitung holen wird. Für einen anderen wäre ganz im Gegenteil das entspannte Ausschlafen nach dem Wunder wieder möglich. Je länger man darüber spricht, desto intensiver werden natürlich die Bilder der Lösung, und der Patient gerät aus der Problemtrance in eine Lösungstrance, die den Heilungsprozess kräftig vorantreibt.

Zurück zu unserem Fall. Steve de Shazer hatte weitere zwei oder drei Sitzungen mit der Patientin absolviert, in der er noch andere Fragen gestellt hatte, jeweils mit einer vor dem geistigen Auge der Patientin fantasierten Antwort. Die Patientin machte gute Fortschritte und arbeitete motiviert mit. Schließlich war sie auf der Skala bei 8 gelandet und erklärte, es ginge ihr jetzt gut genug, sie wolle die Behandlung beenden. Wenige Monate später erhielt de Shazer eine Urlaubskarte aus weiter Ferne. Sie enthielt einen überschwänglichen Dank der Patientin, der damit endete »... und übrigens, ich bin jetzt auf 12«. Nie hat de Shazer erfahren, um welches Problem es sich eigentlich handelte, doch die Lösung hatte er dennoch höchst erfolgreich mit der Patientin konstruiert.

Damit soll die gewiss knappe und willkürliche Auswahl von Psychotherapiemethoden beendet werden. Manches könnte man noch näher beleuchten. So ist die Gesprächspsychotherapie von Carl Rogers eine bewährte Methode. Dabei hält sich der Therapeut mit Deutungen zurück und lässt den Patienten in einer Atmosphäre der Akzeptanz zu sich kommen. Die moderne Psychotherapie hat sich in den gerade mal einhundert Jahren ihres Bestehens stürmisch entwickelt. Aus den Zeiten der Kämpfe ist inzwischen ein respektvolles Miteinander geworden. Man integriert in die eigene Therapieform nützliche Aspekte der anderen Schulen und besinnt sich auf die Grundfragen. Wenn Psychotherapie eine künstliche, asymmetrische, zielgerichtete, methodische Beziehung auf Zeit für Geld zwischen einem leidenden Patienten und einem methodenkundigen Therapeuten ist, dann ist sie ein klar definiertes Projekt. Definiert heißt übersetzt begrenzt. Und begrenzt ist bei seriöser Psychotherapie auch immer der Erfolg.

Das Glück oder gar den Sinn des Lebens hat sie nicht im Angebot und die Herstellung des perfekten Menschen auch nicht. Psychotherapeuten sind nicht weiser und lebenserfahrener als andere Menschen. Ohnehin sind psychotherapeutische Gespräche stets nur die zweitbeste Form der Kommunikation. Sie sind immer künstlich, wenn sie gut sind kunstvoll, aber niemals unmittelbar. Die beste Form der Kommunikation sind auch für Schizophrene, Depressive und andere die Gespräche mit Metzgern, Bäckern und Verkäuferinnen, also mit normalen Menschen. Nur wenn das nicht mehr funktioniert, weil die psychische Störung zeitweilig zu ausgeprägt ist, müssen die Psychoexperten ran, aber auch nur so lange, bis die erstbeste Form der Kommunikation wieder klappt. Daher ist Kürze eine ethische Forderung an jede Therapie. Denn Therapie ist Arbeit und sie ist nicht das eigentliche Leben. Vielmehr soll sie möglichst schnell dazu verhelfen, dass Menschen ihr Leben wieder lustvoll leben können – und alle Psychos vergessen.

So ist Bescheidenheit ein Signum jeder guten Psychotherapie. Bei aller Vielfalt der Methoden ist Psychotherapie nur eine von vielen Behandlungsmöglichkeiten, die manchmal hilft, selten schadet und immer mit Vorsicht einzusetzen ist. Denn jede Methode, die Wirkungen hat, hat stets Nebenwirkungen. Dieser pharmakologische Grundsatz gilt auch für die Psychotherapie. Der bekannte Psychoanalytiker Christian Reimer hat die erschütternden Formen von Missbrauch der Patienten durch allzu lange Psychotherapien aufgedeckt. Lange war dieses Thema tabuisiert. Reimer zitierte den wütenden Brief einer Therapeutin an ihre Patientin, die nach über 10-jähriger Therapie – völlig zu Recht – die Behandlung abgebrochen hatte. Die narzisstische Selbstverliebtheit von Therapeuten kann aus Therapien krankhafte Arrangements machen. Wenn der Therapeut sich für das Ein und Alles des Patienten hält, dann führt er den Patienten nicht, wie in jeder guten Therapie, in die Freiheit, sondern in Unfreiheit und Abhängigkeit. Steve de Shazer hat darauf bestanden, dass lösungsorientierte Therapie immer auch die Lösung vom Therapeuten beinhalten muss, und zwar möglichst schnell. »Kurzzeittherapie ist nützlich für Patienten, aber nicht nützlich für Kurzzeittherapeuten« stand an der Tür zu seinem Behandlungszimmer.

2. Zu guter Letzt – Körperlich behandeln, um die Seele zu heilen?

a) Kontroversen – Glanz und Elend der Psychochemie

Kürzlich wurden Akademiker in Deutschland befragt, welche Behandlungsmethode bei Schizophrenie die richtige sei, »Medikamentöse Therapie«, »Medikamentöse Therapie und Psychotherapie« oder »Psychotherapie alleine«. Die weit überwiegende Mehrheit entschied sich für »Psychotherapie alleine«. Das aber wäre eindeutig ein ärztlicher Kunstfehler. Woran liegt dieses merkwürdige Vorurteil gegenüber Psychopharmaka?

An den Psychopharmaka jedenfalls nicht. Denn sogar die Psychotherapieschulen selbst haben inzwischen den Alleinvertretungsanspruch in der Behandlung von psychischen Störungen aufgegeben. Man musste einfach einsehen, dass bei gewissen psychischen Störungen auf Medikamente nicht verzichtet werden kann, ja dass Medikamente bei ganz bestimmten Diagnosen sogar die entscheidende heilende Wirkung haben. Das gilt vor allem für die Schizophrenie und schwere Depressionen. Viele Menschen sind aber darüber erschreckend wenig informiert, was tragische Folgen haben kann. Die lockere Bemerkung irgendeines Gesprächspartners, man solle sich doch nicht »mit Medikamenten vollstopfen lassen«, hat schon manchen Patienten so verunsichert, dass er seine Medikation einfach abgesetzt hat, wieder erkrankte – und sich umbrachte. So ist gerade bei diesem Thema Aufklärung angesagt.

Als wir im Studium erste Einblicke in die Psychiatrie bekamen, war auch ich zuerst den Psychopharmaka gegenüber skeptisch. Medikamente gegen Diabetes, gegen Herzschwäche oder andere körperliche Erkrankungen waren für mich keine Frage. Der Körper braucht diese Substanzen, weil er sie selbst krankheitsbedingt nicht mehr ausreichend herstellt, oder sie helfen ihm, die Krankheit zu überwinden oder wenigstens damit einigermaßen erträglich leben zu können. Doch wie ist das bei der Psyche, bei der Seele des Menschen? Man hat ein ungutes Gefühl, wenn auch hier chemisch, also mit Medikamenten, eingegriffen werden soll. Ist ein solcher Eingriff nicht in jedem Fall eine Manipulation, eine Freiheitsberaubung? Selbst wenn der Patient dem zustimmt, darf der Arzt so etwas machen?

Vielleicht hat diese Scheu damit zu tun, dass die alte platonische Tradition die Seele streng vom Körper schied. Bei den Neuplatonikern war die Seele das Eigentliche, der Körper bloß ein vorübergehendes garstiges Gefängnis der edlen Seele. Die Christen freilich lehnten eine solche gespaltene Sicht des Menschen ab. Denn sie glaubten ja an die »Fleischwerdung Gottes«, aus neuplatonischer Sicht ein geradezu Ekel erregendes, gotteslästerliches Ereignis. Und so nahmen die Christen für ihre Definition der Seele nicht Platon, sondern seinen Schüler und Widerpart Aristoteles in Anspruch und definierten mit ihm auf dem Konzil von Vienne 1313 die Seele als »forma corporis«, als formende Kraft des Körpers. Diese Definition ist für den Westen bestimmend geblieben bis hin zur Definition des Todes durch die deutsche Bundesärztekammer: »Das Ende des Organismus in seiner funktionellen Ganzheit« sei der Tod, nicht bloß die Abwesenheit geistiger Regungen. Die Seele wurde also aus dieser Tradition heraus in engster Beziehung zum Körper gesehen, dessen belebendes Prinzip sie ist. Streng genommen können Christen sich daher die Seele ohne beseelten Leib gar nicht gut vorstellen. Der Zustand zwischen dem Tod des Menschen und der »Auferstehung des Fleisches« ist für Christen ein uneigentlicher Zustand der Seele. Aus einer solchen ganzheitlichen Sicht heraus ist eine Behandlung seelischer Störungen mit Medikamenten kein prinzipielles Problem. Denn so gesehen hat jede seelische Einwirkung auf einen Menschen ohnehin körperliche Auswirkungen und eine körperliche Einwirkung ebenso seelische Auswirkungen. Das ist der heutigen wissenschaftlichen Sicht des Menschen sehr viel näher als das platonische Denken. Aus einer solchen ganzheitlichen Sicht ist dann Psychopharmakotherapie keine Grenzüberschreitung, weil es eine solche Grenze gar nicht gibt.

Wir wissen heute einerseits, welche körperlichen Auswirkungen Psychotherapie im Gehirn hat. Und andererseits ist schon lange bekannt, welche psychischen Auswirkungen körperliche Veränderungen im Gehirn haben. Und daher ist klar: Manchmal wird die körperliche Einwirkung durch Medikamente nützlicher sein, manchmal die psychotherapeutische – und in vielen Fällen wird man von beidem profitieren wollen.

So ist theoretisch eigentlich gegen Psychopharmaka nichts einzuwenden, aber es blieb bei mir ein mulmiges Gefühl. Am Beginn meiner Ausbildung erlebte ich dann, wie ein schizophrener Patient in hochakutem Zustand eingeliefert wurde. Er hörte Stimmen, hatte also akustische Halluzinationen, die ständig sein Verhalten mit abfälligen Bemerkungen kommentierten und die ihm Befehle gaben. Dabei war er vollständig orientiert, wusste genau, wo er war, konnte vernünftig und differenziert über die politische Lage und Ähnliches reden. Doch von einem war er wahnhaft betonartig überzeugt: dass er verfolgt werde, dass er schreckliche Qualen werde erleiden müssen und dass wir alle mit den finsteren Mächten, die hinter ihm her seien, unter einer Decke steckten.

Der Mann war Mathematiker, hochintelligent, doch wie immer man es anstellte, seinen ihn fürchterlich ängstigenden Verfolgungswahn konnte man ihm nicht ausreden. Genau das zeichnet den Wahn ja aus, dass man ihn nicht mit Argumenten beseitigen kann. Sollte das dennoch gelingen, hätte man damit nicht die gesamte Psychiatrie widerlegt. Denn dann war es kein Wahn, sondern allenfalls eine fixe Idee nach dem bekannten Motto: »Bumerang ist, wo wenn man wegwirft und kommt nicht wieder, ist keiner gewesen.« Dem Patienten nun wurden so genannte Neuroleptika verabreicht, zunächst zur Wirkungsbeschleunigung als Spritze, dann als Tropfen, später als Tabletten. Und siehe da, nach etwa vier Wochen hatte der Patient sich von seinem Wahn komplett distanziert und fragte mich ratlos: Sagen Sie, Herr Doktor, wie konnte ich eigentlich auf so einen Unsinn kommen? Als die Medikamente etwas reduziert wurden, kamen die Wahngedanken in milderer Form wieder, so dass der Patient darauf bestand, die Dosis wieder zu erhöhen. Die Medikamente und ganz sicher nicht unsere Gespräche hatten diesen Patienten geheilt. Sie hatten nicht seine Freiheit eingeschränkt, sondern im Gegenteil, sie hatten ihm wieder die Freiheit gegeben, das denken zu können, was er selbst denken wollte. Denn die irrsinnigen kranken Wahngedanken hatten ihn ja am freien eigenständigen Denken gehindert.

Psychopharmaka müssen so eingesetzt werden, dass sie befreiend wirken. Alles andere wäre in der Tat unverantwortliche Manipulation. Ähnliches wie von der Schizophrenie gilt von schweren Depressionen, die mit antidepressiven Medikamenten geheilt werden können. Neuroleptika und Antidepressiva, die es seit über 50 Jahren gibt, machen niemals abhängig, und die modernen Präparate haben viel weniger Nebenwirkungen als ihre älteren Vorgänger. Das gilt bei Neuroleptika von einem kurzfristig auftretenden vorübergehenden Parkinson-Syndrom (Steifigkeit, Unbeweglichkeit und Zittern) sowie einer Gehunruhe und vor allem von unwillkürlichen Bewegungen, die nach langer Gabe auftreten können. Natürlich gibt es Fälle, wo jemand zu viele Medikamente bekommt. Dann wirken Patienten tatsächlich so, als seien sie »mit Medikamenten vollgestopft«, als seien sie »ruhiggestellt«, wie ein anderer schrecklicher und oft gehörter Ausdruck heißt. Neuroleptika und Antidepressiva stellen aber, richtig eingesetzt, nicht ruhig. Das Gegenteil ist der Fall. Wenn durch richtig eingesetzte Medikamente ein schizophrener Patient von seinen entsetzlichen Wahnvorstellungen geheilt ist, dann kann er wieder aktiv am Leben teilnehmen. Wenn ein schwer Depressiver von seiner Depression befreit ist, dann ist er nicht »ruhiggestellt«, sondern er kann wieder vitaler und dynamischer auf andere Menschen zugehen. Zu allem Überfluss können sie in gesunden Phasen auch vorbeugend wirken. So gilt in diesen wie in vielen anderen Fällen: Medikamente, also Psychopharmaka, können bei einigen psychischen Erkrankungen eine wichtige Option sein. Auf ihre Gabe zu verzichten, wäre unterlassene Hilfeleistung.

Wenn freilich nur allgemein über Psychopharmaka geschimpft wird, dann schimpfe ich immer gern mit. Denn die Psychopharmaka, die immer noch am meisten genommen werden, sind die so genannten Benzodiazepine, Beruhigungs- und Schlafmittel mit zum Teil hohem Abhängigkeitspotenzial. Die aber nehmen viele Menschen völlig kritiklos ein, obwohl schon eine 4-wöchige Einnahme in einigen Fällen zur Abhängigkeit führen kann. Zwar gibt es auch für diese Medikamente eine »Indikation«, das heißt einen medizinischen Grund, sie zu verordnen. Man kann sie zeitweilig bei schweren Ängsten und anderen Unruhezuständen, aber auch bei erheblichen Schlafstörungen einsetzen. Freilich nur so lange wie unbedingt nötig. Doch gerade bei solchen »happy-pills« wird oft hemmungslos bagatellisiert. Auf Dauer aber machen Benzodiazepine nicht glücklich, sondern süchtig.

»Herr Doktor, ist das heilbar?« Merkwürdigerweise hört man diese Frage wohl am häufigsten von Angehörigen psychisch Kranker. Die Antwort wird in den allermeisten Fällen ein klares »Ja« sein. Denn natürlich kann man heutzutage gerade mit Hilfe von Psychopharmaka eine schwere Depression heilen, so dass jemand genauso fit ist wie vor der Depression. Sogar die Mehrzahl der Schizophrenen kann man entweder wieder völlig heilen oder doch wenigstens so weit wiederherstellen, dass sie einen Beruf ausüben und auch sonst normale soziale Kontakte wahrnehmen können. Die Frage nach der Heilbarkeit ist für uns Ärzte natürlich die zentrale Frage, denn all unser Bemühen muss immer möglichst auf Heilung gehen. Dennoch steckt hinter der Frage, wenn sie an einen Psychiater gestellt wird, zumeist etwas anderes. Nicht ob der Patient gesund wird, möchte man wissen, sondern ob sichergestellt sei, dass er nie mehr eine psychische Erkrankung bekommen kann. Zwar geht jedermann davon aus, dass die Grippe geheilt ist, wenn das Fieber und die anderen Symptome weg sind. Selbstverständlich ist damit nicht gesagt, dass jemand nie mehr in seinem Leben eine Grippe bekommen wird. So ist das auch mit der Depression und anderen psychischen Erkrankungen. Niemand kann sicher ausschließen, dass irgendjemand noch einmal eine Depression bekommt. Doch genau das will man vom Psychiater bestätigt bekommen. Und so wird vom Psycho-Fachmann oft ein kleines bisschen mehr erwartet als von irgendwelchen anderen Halbgöttern in Weiß. Nicht bloß zeitweilige Heilung, sondern das sichere beständige Heil. An dieser Stelle wird es freilich heikel. Denn für das Heil ist so ein »Psycho« völlig unzuständig. Und so zeigt sich die Seriosität des Therapeuten darin, ob er auf die sehnsuchtsvolle Frage nüchtern und damit auch ein wenig frustrierend zu antworten vermag, dass bei allen Erkrankungen, den körperlichen und den seelischen, Heilung ein erfreulicher, aber niemals ein ewiger Erfolg sein kann. Und manchmal erlebt der Therapeut seine Tätigkeit gerade dann als besonders sinnvoll, wenn es ihm gelingt, das Leid einer tragischen Entwicklung durch eine verlässliche Begleitung erträglicher zu machen, ohne eine entscheidende Besserung zu erzielen.

Freilich darf zugegeben werden, dass der Beruf des Psychiaters vor allem deswegen Befriedigung gibt, weil hier nicht bloß ein Knochen wieder zusammengezimmert wird, sondern weil man bei Erkrankungen, die einen Menschen existenziell zutiefst erschüttern, mit vergleichsweise schlichten Methoden heutzutage wirklich heilen oder Leid wirksam lindern kann. Früher war das anders. Da konnte man oft nur warten. Wärter hießen die Leute, die psychisch Kranke mehr beaufsichtigten als pflegten. Vor diesem Hintergrund hat man darauf hingewiesen, dass keine medizinische Disziplin in den vergangenen Jahrzehnten so viele Fortschritte gemacht hat wie die Psychiatrie. Niemand wird mehr dauerhaft irgendwohin »abgeschoben«. Psychisch Kranke kann man heute erfolgreich behandeln und die meiste Zeit ihres Lebens sind sie wie die meisten von uns gesund. Gewiss haben die modernen psychosozialen Hilfen und effektive psychotherapeutische Methoden viel zur Linderung von Leid beigetragen. Aber gerade die am schwersten leidenden Menschen haben zweifellos vor allem durch die modernen Psychopharmaka Hilfen erhalten, die es ihnen oft möglich machen, ein weitgehend normales Leben zu führen. Damit ist auch klar, dass die oft gehörte Alternative – entweder gute Psychotherapie oder schlechte Psychopharmaka – völliger Unsinn ist und gefährlicher Unsinn obendrein. Es gibt lebensrettende Psychotherapie und lebensrettende Psychopharmakotherapie. Beide Behandlungsformen haben Nebenwirkungen. »Kann ja nicht schaden« wäre bei beiden Therapieformen ein verhängnisvolles Missverständnis. Und schon bei leichten Befindlichkeitsstörungen irgendwelche Pillchen einzuwerfen, hilft nicht den Patienten, sondern höchstens der Pharmaindustrie. Es kommt also immer auf die richtige verantwortungsbewusste Indikationsstellung durch den Therapeuten an. Medikamente können falsch, zu gering und zu hoch dosiert eingesetzt werden. So gibt es beides: Glanz und Elend der Psychochemie.

b) Schockierende Erkenntnisse – Das Ultimatum einer selbstbewussten Patientin

»Herr Doktor, können Sie mir versprechen, dass ich eine Elektrokrampfbehandlung bekomme, sonst bin ich nicht bereit, mich aufnehmen zu lassen.« Ich erinnere mich noch an die selbstbewusste Patientin. Sie litt unter einer schweren phasenhaft auftretenden Depression. Und sie hatte die Erfahrung gemacht, dass alle anderen Behandlungsformen bei ihr nicht ausreichend halfen. Ich war zu Beginn meiner Ausbildung äußerst skeptisch gegenüber den »Elektroschocks«. Während »Elektroschocks« am Herzen der rettende Höhepunkt jeder schmachtenden Arztsendung im Fernsehen sind, assoziiert die Öffentlichkeit mit der psychiatrischen Elektrokrampftherapie irgendetwas zwischen Sadismus und Folter.

Doch worum geht es eigentlich? Man hatte zufällig festgestellt, dass psychisch Kranke nach spontanen epileptischen Anfällen plötzlich deutlich besser dran waren. In einer Zeit, in der es kaum wirksame Hilfen gegen schwere psychische Erkrankungen gab, war das eine Sensation. Und so ging man vor etwa 70 Jahren daran, epileptische Anfälle zu Heilungszwecken künstlich auszulösen. Das war allerdings damals mit erheblichen Nebenwirkungen verbunden, da sich die Patienten beim großen Krampfanfall nicht selten verletzten. Seit man aber die Elektrokrampftherapie unter Narkose und Muskelentspannung durchführte, ist daraus eine gut wirksame, nebenwirkungsarme Behandlungsform geworden. Ein kurzer Stromimpuls an den Schläfen führt beim narkotisierten Patienten nur zu einem leichten Zittern der Augenlider. Die vorübergehenden Gedächtnisstörungen, über die Patienten früher klagten, sind inzwischen durch technische Veränderungen auf ein Minimum reduziert. Vor allem aber ist die Wirkung bisweilen frappant. Wer einmal erlebt hat, wie ein schwer depressiver Patient mit monatelangem Schuldwahn und immer wieder auftretenden starken Impulsen, sich etwas anzutun, nach einigen dieser Behandlungen seine Depression verliert, gar nicht mehr versteht, wie er überhaupt auf all die absurden Ideen gekommen ist und nur heilfroh ist, sein Leben wieder glücklich leben zu können, der wird seine anfängliche Skepsis schnell los. Gewiss, Elektrokrampftherapie hilft nicht bei jedem, ist auch nur sehr selten angezeigt. Doch bloß aus mangelndem Wissen eine wissenschaftlich inzwischen bestens abgesicherte Methode nicht einzusetzen, wäre aus ethischen Gründen bedenklich. Die Segnungen und Grenzen der Elektrokrampftherapie korrekt unter die Leute zu bringen, wäre eine wissenschaftsjournalistische Herausforderung ersten Ranges. Es muss ja nicht gleich der smarte Psychiater mit dem verständnisvollen Blick in der neuen Arztserie sein ...

Und dann sind da noch andere technische Verfahren, mit denen man neuerdings versucht, starre »Rhythmen des Leids« zu durchbrechen. Da sind die transkranielle Magnetstimulation, bei der Magnetfelder im Gehirn elektrische Ströme auslösen, die Vagusnervstimulation, bei der der Vagusnerv am Hals stimuliert wird, und andere Methoden. Man erprobt sie vor allem bei schweren Depressionen, die auf andere Behandlungen nicht ansprechen.

Aber auch ein schlichter Schlafentzug kann bei schweren Depressionen die Stimmung aufhellen, was übrigens selbst bei nicht depressiven Menschen funktioniert. Eigentlich sollte man ja meinen, eine schlaflose Nacht führte zu einem misslaunigen

Morgen. Das ist aber keineswegs immer der Fall. Ich selbst habe das im Studium erlebt, als ich noch eine Hausarbeit fertigstellen musste – nachts vor dem entsprechenden Seminar, versteht sich. Ich hatte also die ganze Nacht kein Auge zugetan und war bestens präpariert. Allerdings war ich merkwürdig aufgedreht. Als der Professor dann in den einleitenden Bemerkungen einen Fehler machte, hörte ich mich ohne Umschweife laut und in fröhlicher Stimmung sagen: »Falsch!«. Das Seminar erstarrte vor Schreck. Ich merkte sofort meinen Fauxpas und murmelte etwas Relativierendes. Der Professor hatte glücklicherweise die Freundlichkeit, meine Bemerkung zu übergehen. Der Schlafentzug war mir nicht gut bekommen.

Viele meiner Leser werden sich an ähnliche Erlebnisse erinnern. Und genau diese Effekte nutzt man bei Depressiven. Man weckt sie dann gewöhnlich nachts gegen halb zwei Uhr und hält sie wach. Manchmal bringt der folgende Tag den ersten Lichtblick seit Wochen und das beglückende Erlebnis, dass es – im Wortsinn – Licht am Ende des Tunnels gibt. Auch Licht selbst setzt man als Therapeutikum ein. Denn man stellte fest, dass bei den saisonabhängigen Depressionen in der dunklen Jahreszeit die Stimmung heruntergeht. Wenn Patienten sich dann eine gewisse Zeit vor helles Licht setzen, kann das zur Besserung der Depression beitragen. Noch manch andere Maßnahmen könnte man erwähnen. Es ist kein Wunder, dass Psychiater sich unermüdlich neue Gedanken gemacht haben, wie man das schwere Leid psychisch Kranker lindern kann. Wer sich immer wieder dem verzweifelten Blick der Depressiven aussetzt, der will helfen, schneller, wirksamer, besser. Und dieser mitfühlende Blick ins Gesicht verzweifelter Menschen hat die psychiatrische Wissenschaft immer angetrieben.

Doch nicht nur die Psychiater kümmern sich um psychisch Kranke. Es sind auch die psychologischen Psychotherapeuten, die Krankenschwestern und Krankenpfleger, die oft für das Wohlergehen der Patienten viel wichtiger sind als die behandelnden Ärzte. Zweifellos sind auch Musiktherapie, Kunsttherapie, Ergotherapie, die man früher Beschäftigungstherapie nannte, Sport- und Bewegungstherapie, ja auch Krankengymnastik für die Gesundung des ganzen Menschen von großer Bedeutung. Der Patient kann sich so mit allen seinen Sinnen wieder als aktiv erleben und nicht nur als passiv unter seiner Erkrankung leidender Mensch. Dabei ist die Arbeitstherapie für psychisch Kranke besonders wichtig. Denn etwas herzustellen, für das andere Geld ausgeben, das ist ein wichtiges Erfolgserlebnis für jemanden, der vielleicht monate- oder jahrelang erleben musste, dass er nichts mehr zustande bringen konnte. Vor der medikamentösen Ära in der Psychiatrie war die Arbeitstherapie die erste nachhaltig wirksame Behandlungsmethode. Das wurde inzwischen höchst professionell weiterentwickelt. Und so hat moderne Psychiatrie mit Hilfe arbeitstherapeutischer Methoden viel Fantasie entwickelt, psychisch Kranken erfolgreiche Wege zu einer Berufstätigkeit zu ebnen. Arbeit vermittelt nicht bloß Erfolgserlebnisse, sondern auch wichtige soziale Kontakte, das weiß jeder. Und so wird die Gesundheitsdefinition Friedrich Nietzsches wieder aktuell, der gegen alle utopischen Gesundheitsträumereien mit nüchternem Realismus definierte: »Gesundheit ist dasjenige Maß an Krankheit, das es mir noch erlaubt, meinen wesentlichen Beschäftigungen nachzugehen.« An einem solchen Ziel zu arbeiten, das macht Sinn.

C Eine heitere Seelenkunde – Alle Diagnosen, alle Therapien

Die Instrumente liegen bereit. Jetzt können wir das große Unternehmen der Darstellung aller Diagnosen und Therapien angehen. Wir wissen, was Diagnosen sind. Vor allem auch, was sie nicht sind. Sie sind keine Wahrheiten, sondern Codeworte, die den Zweck haben, eine angemessene Therapie auszulösen. Wir wissen, dass wir alle psychischen Störungen unter ganz verschiedenen Aspekten sehen können. Und dass keine dieser Perspektiven wahr ist. Wir haben einiges über Sinn und Unsinn von Therapien erfahren. Dabei haben wir einen Überblick über die gängigen Therapieverfahren bekommen. Jetzt müssen wir diese grundsätzlichen Erkenntnisse zu Diagnosen und Therapien nur noch auf die große bunte Welt der psychischen Störungen anwenden.

I Wenn es das Gehirn erwischt – Kleine Schläge auf den Hinterkopf erhöhen nicht das Denkvermögen

1. Wie man ein Chamäleon ertappt – Detektivarbeit

Vor mir saß ein Ehepaar. Seit Jahren verheiratet. Doch nun hing ganz offensichtlich der Haussegen schief. Sehr schief. Der Mann saß da wie ein Häufchen Elend. Die Frau hatte sich fast mit dem Rücken zu ihrem Göttergatten gesetzt. Sie wirkte genervt, dabei kämpferisch und selbstbewusst. Sie hatte den Termin gemacht – »für ihn«, wie sie betonte. Ich blickte beide erwartungsvoll an. Doch niemand sprach. Schließlich brummte sie: »Sag doch was! Wir sind doch wegen dir hier.« Und da begann er stockend: »Wissen Sie, Herr Doktor, meine Frau meint, ich sei Alkoholiker und müsse etwas unternehmen ... Sicher, ich trinke manchmal ...« »Regelmäßig!«, zischte es aus ihrer Ecke. »... zu viel.« »Viel zu viel!«, ergänzte sie böse. Ich kannte solche Konstellationen zur Genüge. Der Alkoholiker, der sich lange etwas vorgemacht hat, die Ehefrau, die den armen Tropf lange Zeit geschützt hat, aber der dann irgendwann der Geduldsfaden reißt. In Gedanken hatte ich schon ein Bett auf der Alkoholentgiftungsstation im Auge, die Empfehlung einer Selbsthilfegruppe, vielleicht sogar eine Langzeittherapie, man würde sehen. Ein Routinefall, so schien es.

Ich bat die Frau, kurz draußen zu warten, ich müsse ihren Mann noch körperlich untersuchen. Eine körperliche Befunderhebung gehört zu jeder psychiatrischen Untersuchung. Und da geschah es. Beim Überprüfen der Muskelreflexe stellte ich gesteigerte Reflexe auf der gesamten linken Körperseite fest. Mit allem hatte ich gerechnet, doch nicht mit so etwas. Auch bei mehrfacher Kontrolle blieb der Befund eindeutig: linksseitige Reflexsteigerung als Hinweis auf irgendeinen körperlichen Prozess in der rechten Hirnhälfte. Nichts hatte im Bericht des Patienten und seiner Frau auf so etwas hingedeutet.

Keine Gangstörung, keine sonstigen Auffälligkeiten, nichts. In früheren Zeiten wurde es nun schwierig. Denn mit einer normalen Röntgenuntersuchung konnte man nur die Knochen sehen, nicht aber die Weichteile, also auch nicht das Gehirn. Doch heute verfügen wir glücklicherweise über eine komplizierte Röntgentechnik, das Computertomogramm (CT), mit dem man das Gehirn darstellen kann. Noch genauer ist das so genannte Magnetresonanztomogramm (MRT), mit dessen Hilfe man das Gehirn wie im Anatomieatlas bis ins Detail sieht. Solche Untersuchungen sind heutzutage wenig belastend. (Und immerhin sind die Menschen, bei denen das Gehirn mit bildgebenden Verfahren untersucht wurde, die einzigen, bei denen einwandfrei feststeht, dass sie überhaupt ein Gehirn haben!) Ich ließ also sofort ein Bild des Gehirns anfertigen – und siehe da, es zeigte sich in der rechten Hirnhälfte ein klar abgegrenzter Tumor.

Als ich nun nachfragte, kam heraus, dass der Patient sich seit etwa einem halben Jahr merkwürdig verändert hatte. Irgendwie sei er nicht mehr der alte gewesen, gab die Ehefrau an. Er sei auch vergesslicher geworden und hatte zeitweilig sogar Orientierungsprobleme, wusste nicht recht, wo er war. Es gab deswegen Schwierigkeiten am Arbeitsplatz, die er aber auf Intrigen geschoben hatte. Er war in Vorruhestand gegangen. Dadurch war er mehr zu Hause und seine Frau spannte ihn in Haushaltstätigkeiten ein. Einkaufen zum Beispiel. Das hatte er früher als treusorgender Ehemann gern gemacht. Aber jetzt vergaß er immer wieder etwas. Seine Frau schob diese für ihn eigentlich ganz ungewöhnliche Schusseligkeit auf mangelnde Wertschätzung ihrer Person und ihrer Aufträge. Es gab Ehestreit. Er hatte nie viel Alkohol getrunken. Doch nun trank er beinahe jeden Abend mehrere Flaschen Bier. Er hatte keinen Job mehr, seine immer so harmonische Ehe war aus rätselhaften Gründen in der Krise und der Alkohol beruhigte ihn ein wenig. Hinzu kam, dass das Bier den angenehmen Zusatzeffekt hatte, dass es sich auf die Kopfschmerzen positiv auswirkte, unter denen er erstmals in seinem Leben seit einigen Monaten litt. Doch der Bierkonsum machte das Verhältnis zu seiner

Frau auf Dauer keineswegs besser, denn jetzt kam das Thema Alkohol als Konfliktthema hinzu. Er beachte sie kaum, weigere sich auszuführen, worum sie ihn bitte, und nun saufe er auch noch! Nach solchen Auseinandersetzungen verstärkte sich sein Drang zum Bier. Der Teufelskreis schien ausweglos. Sie drohte mit Scheidung – nach 30-jähriger weitgehend harmonischer Ehe –, er war verzweifelt. So ließ er sich zu einem Arztbesuch überreden.

Im letzten Moment, wie sich herausstellte. Denn der Tumor war zwar kein Krebs, aber jedes wachsende Gebilde im Schädel hat auf Dauer tödliche Folgen, da der Schädelraum geschlossen ist und jede Raumforderung in diesem Bereich unweigerlich das Gehirn zusammendrückt. Das führt zunächst zu Kopfschmerzen, außerdem zu unspezifischen psychischen Symptomen, Konzentrationsmangel, Orientierungsstörungen, dann irgendwann zu vermehrter Müdigkeit, Schläfrigkeit, Koma und schließlich zum Tod. Der Patient wurde umgehend in die Neurochirurgie verlegt. Der Schädel wurde geöffnet, der Tumor entfernt, der psychische Zustand besserte sich zusehends. Die Konzentrationsstörungen ließen nach, die Orientierung war wieder einwandfrei. Auf den Alkoholkonsum konnte er ohne Weiteres verzichten, zumal die quälenden Kopfschmerzen verschwunden waren. Das Skalpell des Neurochirurgen hatte in einem Aufwasch die merkwürdigen Persönlichkeitsveränderungen des Patienten, die Gedächtnisstörungen, die Ehekrise und den »Alkoholismus« geheilt. Nicht nur der Patient, auch die Ehefrau war überglücklich, und nun bewährte sich die jahrzehntelange harmonische Ehe, denn die Beziehung hatte genug Kraft, die Krise zu überstehen.

Dieses Beispiel macht deutlich, dass man niemals vergessen sollte, dass der Mensch ein Gehirn hat und dass das Gehirn ein Organ ist wie andere auch. Schädigungen des Organs Gehirn können chamäleonartig alle sonstigen psychischen Störungen täuschend echt imitieren. Ein Hirntumor kann eine Schizophrenie, eine Depression, eine Manie, eine Sucht oder sonst irgendeine psychische Erkrankung nachäffen. Aber die gleichen Symptome kann auch etwa eine Hirnblutung, eine Hirnentzündung, eine Hirnvergiftung verursachen oder sonst eine körperliche Erkrankung, die nur indirekt das Gehirn betrifft.

Freilich gibt es Alarmzeichen dafür, dass nicht bloß psychische Probleme aufgetreten sind, sondern dass es das Gehirn als Organ akut erwischt hat. Die Evolution hatte sich schon etwas dabei gedacht, das Gehirn so gut einzupacken. Natürlich ist das Gehirn – zumeist – unser ganzer Stolz. Doch unser Denkorgan ist verletzlich, mimosenhaft verletzlich sogar. Und auf all solche Verletzungen reagiert es nicht besonders intelligent, sondern sogar ziemlich simpel und eintönig. Dem Gehirn ist es völlig egal, ob es gehauen, gequetscht, vergiftet oder sonstwie ungehörig behandelt wird. Es kann dann zwar alle möglichen merkwürdigen psychischen Phänomene produzieren. Im Kern reagiert es aber monoton. Wenn Menschen plötzlich oder immer weiter zunehmend desorientiert werden, wenn sie also nicht mehr wissen, wo sie sind, welches das Datum ist, in welcher Situation sie sich gerade befinden, wenn sie dann immer schläfriger werden, schließlich in Bewusstlosigkeit fallen, dann ist das der charakteristische Verlauf einer akuten organischen psychischen Störung. Dann hat es das Organ Gehirn irgendwie erwischt.

Im Gehirn entsteht ein Tumor: Desorientierung, Schläfrigkeit, Koma. Im Gehirn blutet es: Desorientierung, Schläfrigkeit, Koma. Der Blutzucker ist viel zu hoch: Desorientierung, Schläfrigkeit, Koma. Der Blutzucker ist viel zu niedrig: Desorientierung, Schläfrigkeit, Koma. Das Gehirn wird mit einer Medikamentenüberdosis vergiftet: Desorientierung, Schläfrigkeit, Koma. Manchmal tut es auch schon der Alkohol: Desorientierung, Schläfrigkeit, Koma. Allerdings muss man oft nach solchen Hinweisen gezielt fahnden. Wenn ein Schizophrener plötzlich seine Wohnung nicht mehr findet, dann ist er wahrscheinlich entweder nicht schizophren oder nicht mehr bloß schizophren, sondern er hat noch eine zusätzliche Hirnschädigung, die schleunigst untersucht gehört. Wenn ein Depressiver immer schläfriger wird, dann ist das nicht die bekannte depressive Antriebslosigkeit, dann hat er vielleicht einen Suizidversuch mit einer Überdosis an Medikamenten gemacht oder die Depression liegt an einer bisher übersehenen Hormonstörung, an einer Hirnblutung oder auch in diesem Fall an einem Hirntumor.

All diese organischen psychischen Störungen oder körperlich begründbaren Psychosen, wie man in der deutschen Psychiatrie früher sagte, behandelt in der Regel nicht der Psychiater. Aber er muss sie möglichst schnell erkennen und die Patienten dann schleunigst an die richtigen Fachleute weiterreichen: an die Neurochirurgen, die einen Hirntumor oder eine Hirnblutung erfolgreich operieren können, an die Internisten, die die Hormonstörung professionell in den Griff bekommen, oder an die Intensivmediziner, die Vergiftungen gut behandeln können. Doch entscheidend ist die richtige Diagnose. Und es sind Sternstunden im Berufsleben des Psychiaters, wenn er die verzweifelten Angehörigen eines wegen Unterzuckerung zunächst merkwürdigen und dann bewusstlosen Patienten kurz aus dem Raum bittet, Zucker spritzt, so dass der Patient sofort erwacht und dann die verblüfften Angehörigen hereinruft. Eine vergleichsweise simple Diagnose, eine vergleichsweise simple Therapie, aber ein bemerkenswerter Effekt bei den Angehörigen.

Nicht immer geht es so theatralisch zu. Da ist etwa der Patient, der sich monatelang mit einer Depression dahinquält und bei dem eine Schilddrüsenunterfunktion festgestellt wird. Nach Normalisierung der Schilddrüsenunterfunktion ist auch die Depression verschwunden.

2. Akuter Zoff – Was das Gehirn so alles übel nimmt

Das alles waren psychische Störungen, die eine körperliche Ursache haben. Solche Störungen können akut sein oder chronisch, also dauerhaft. Akut ist zum Beispiel eine Gehirnerschütterung. Dazu gehört ein Schlag auf den Kopf, der zu einigen Minuten Bewusstlosigkeit führt. Im Gegensatz zur allgemeinen Auffassung erhöhen kleine Schläge auf den Hinterkopf nicht das Denkvermögen. Sondern das Gehirn nimmt so etwas übel und stellt das Denken daher sogar zeitweilig völlig ein. Wenn der Patient dann wieder aufwacht, ist er einige Minuten lang desorientiert – wie sich das für eine akute organisch psychische Störung gehört – und findet dann mit etwas Übelkeit und allgemeinem Unwohlsein ins normale Leben zurück. Manchmal hinterlässt ein solcher Schlag auch kleine bleibende, im Computertomogramm sichtbare Schädigungen am Gehirn. »Stellen Sie sich vor, Ihr Schädel wäre eine Waschschüssel« – mit einem solchen Live-Experiment erläuterte uns der Professor die Druckwellen, die bei einem Schlag auf den Kopf durch das Gehirn gehen und nicht nur auf der Seite des Schlages, sondern auch an der gegenüberliegenden Seite eine bleibende Verletzung hinterlassen können. In solchen Fällen dauert die Bewusstlosigkeit länger als eine Stunde mit anschließender längerer Desorientierung. Derartige Zustände sind kriminalistisch interessant, weil man sich anschließend nicht nur an die Bewusstlosigkeit, sondern auch an den Zustand der Desorientierung zumeist nicht mehr erinnern kann. Was man in diesem Zustand tut, dafür ist man natürlich nicht verantwortlich. Von außen kann der Laie einen solchen Zustand, den man wegen seines prinzipiell vorübergehenden Charakters auch »Durchgangssyndrom« nennt, nicht unbedingt erkennen. Es gibt sogar so genannte orientierte Dämmerzustände, die von außen ganz orientiert wirken. Dennoch erinnert sich der Patient an nichts. Wenn also in so einem Zustand ein Patient den immer schon gehassten Nachbarn von der Bildfläche verschwinden lässt, stellt sich die schwer entscheidbare Frage, ob man ihm glauben soll, dass er sich an überhaupt nichts erinnern kann. Es kommt vor, dass nach schweren Autounfällen desorientierte Menschen im Durchgangssyndrom durch den angrenzenden Wald irren und sich dabei schwer gefährden. Wenn übrigens ein Patient nach einer Gehirnerschütterung wieder aufgewacht ist und dann wieder schläfrig wird, ist das ein absoluter Notfall. Dann hat er wahrscheinlich bei dem Ereignis eine Hirnblutung erlitten, die jetzt das Hirn zusammenquetscht.

Auch bei Vergiftungen können akute hirnorganische Störungen auftreten, bei Stoffwechselstörungen, nach Überhitzung beim »Sonnenstich« oder bei Entzündungen des Gehirns. Eine Meningitis ist zwar eine »Hirnhautentzündung«, aber meistens ist dabei auch das Gehirn selbst mitbetroffen. Dann heißt sie Meningoenzephalitis. Es gibt auch die reine Enzephalitis, die Hirnentzündung. Für solche schweren Krankheitszustände sind Bakterien oder Viren verantwortlich. Und das Gehirn reagiert in extremen Fällen wieder mit Desorientierung, Schläfrigkeit, Koma. Antibiotika, mit denen man Bakterien bekämpft, oder Virostatika, mit denen man Viren in Schach hält, sind da die lebensrettende Therapie.

Vor 100 Jahren litt ein großer Teil der Patienten psychiatrischer Anstalten unter progressiver Paralyse. Das war das chronische Endstadium der Syphilis, einer bakteriellen Geschlechtskrankheit, die man damals, vor der antibiotischen Ära, noch nicht wirklich behandeln konnte. Friedrich Nietzsche, einer der großen Denker des 19. Jahrhunderts, starb völlig desorientiert und seiner geistigen Brillanz beraubt an dieser schweren hirnorganischen Erkrankung.

Akute hirnorganische Störungen sind nichts Seltenes. Wenn auch die Alkoholvergiftung, wie die Wissenschaft unliebenswürdigerweise den Alkoholrausch nennt, dazugehört, dann hat vielleicht jeder irgendwann einmal sein Gehirn in akuten organischen Stress gebracht. Das geht aber nicht nur mutwillig mit Alkohol, sondern auch ganz unabsichtlich ohne Alkohol. Eine Kollegin hatte wegen einer Blasenentzündung ein modernes Antibiotikum eingenommen. Sie hatte dennoch Nachtdienst gemacht und berichtete am anderen Morgen in der Ärztekonferenz, dass sie nachts einige amüsante akustische Halluzinationen gehabt habe. Sie habe Stimmen von Menschen gehört, die gar nicht da waren. Sie hatte das glücklicherweise mit Humor genommen, dann das Medikament aber doch abgesetzt, denn so spaßig war das Ganze auch wieder nicht.

Eines Tages wurde ein älterer Patient eingeliefert. Er selbst war guter Stimmung, aber seine Angehörigen waren hochbesorgt. Er sah nämlich seit einigen Wochen gelbgetönte Bilder in seiner Wohnung an den Wänden. Dabei hing da gar nichts. Wir stellten eine Überdosierung eines Herzmedikaments fest. Das Medikament wurde reduziert. Die Bilder waren weg, die Angehörigen erleichtert. Doch der Patient beklagte sich, dass das Leben an Farbe verloren habe, die gelben Bilder seien doch so schön gewesen. Notgedrungen schafften die Angehörigen einige bunte Bilder an, um die kahlen Wände etwas ansprechender zu gestalten.

Nicht bloß wenn es ins Hirn blutet, reagiert unser Denkorgan mit der üblichen Verärgerung. Auch wenn die Blutzufuhr zeitweilig zu gering ist, schaltet es ab. Der Patient wird bewusstlos. Das tritt nicht immer schlagartig ein, sondern mitunter über ein Durchgangssyndrom, in dem er optische, akustische oder szenische Halluzinationen erleben kann. Dabei kommen auch Lichterlebnisse vor, die begleitet sind von einem sehr angenehmen Gefühl. Solche Zustände treten manchmal vor oder nach epileptischen Anfällen auf. Dostojewski, der Epileptiker war, hat das beschrieben. Doch auch beim Herzstillstand können solche Erlebnisse auftreten. Nun bezeichnet der Volksmund den Herzstillstand gern als »klinischen Tod«. Das ist Unsinn, denn mit dem Tod hat das bei heutiger Medizintechnik gar nichts zu tun. Der Tod ist das irreversible Ende des Menschen. Ein vorübergehender Herzstillstand, der ja heutzutage vergleichsweise schnell wieder behoben werden kann, bedeutet nur eine zeitweilige Unterversorgung des Gehirns mit Blut. Doch in Verbindung mit dem reißerischen Wort vom »klinischen Tod« haben so genannte »Nahtoderlebnisse« von sich reden gemacht. Da gibt es dann Autoren, die nach dem Motto »Ich war tot und es war herrlich« ihre lichtvollen Durchgangssyndrome als spektakuläre Expeditionen ins ewige Leben verkaufen. Gewiss, durch jedes außergewöhnliche Erlebnis kann man so sehr existenziell berührt werden, dass man sich über den Sinn des Lebens sinnvolle Gedanken macht. Dann können auch solche »Nahtoderlebnisse« einen Menschen auf erfreuliche Weise aus seinem öden alltäglichen Trott reißen und aufrütteln. Die Betrachtung eines solchen Ereignisses unter religiöser Perspektive ist also seriöserweise möglich. Doch dass einige Auserwählte sich schon mal den Sitzungssaal des Jüngsten Gerichts zur Unzeit vorher anschauen dürften, um darüber ausführlich Bericht zu erstatten, das lehrt weder das Christentum noch sonst eine gängige Religion. Nahtoderlebnisse sind aus wissenschaftlicher Sicht am plausibelsten zu beschreiben als Effekte geringer Hirndurchblutung, nicht mehr und nicht weniger.

3. Chronischer Ärger – Die postmortalen Eroberungen des Herrn Alzheimer

Während die akut organisch psychisch Erkrankten nach korrekter Diagnose häufig an andere Fachgebiete der Medizin abgegeben werden, bleiben die Menschen mit chronischen Störungen, die über Monate und Jahre zunehmen, zumeist in psychiatrischer Behandlung. Es gibt eine ganze Reihe von solchen chronischen Krankheiten, die das Gehirn als Organ immer weiter schädigen. Da sind zum Beispiel genetische Erkrankungen wie die Chorea Huntington. Diese Gehirnerkrankung heißt im Volksmund »Veitstanz«. Sie führt zu tanzartigen unwillkürlichen Bewegungen und zu psychischen Einschränkungen. Es gibt aber auch die im Laufe eines Lebens erworbenen Erkrankungen, wie etwa das Korsakow-Syndrom. Es tritt am häufigsten nach langjährigem übermäßigem Alkoholkonsum auf und zeigt eine zumeist dauerhafte schwere Gedächtnis- und Orientierungsstörung.

Die Störung, die in der Öffentlichkeit am meisten Furore gemacht hat, ist die Alzheimersche Erkrankung. Zu Recht, denn sie ist von allen chronischen organisch psychischen Erkrankungen bei Weitem die häufigste und auch volkswirtschaftlich in den kommenden Jahren die größte Herausforderung.

Als ich in der Psychiatrie anfing, war die Alzheimersche Erkrankung eine so genannte präsenile Demenz, eine Demenz also, die vor dem 65. Lebensjahr eintrat. Alle Demenzen mit höherem Anfangsalter galten, wenn nicht andere Ursachen gefunden wurden, als »senile Demenzen«. Alois Alzheimer hatte bei der nach ihm benannten Demenzform charakteristische Veränderungen in und an den Gehirnzellen gefunden, die man allerdings natürlich erst nach dem Tod der Patienten bei der Obduktion sicher feststellen konnte. So war schon damals die Alzheimer-Diagnose eine Ausschluss- und Verdachtsdiagnose. Man musste erst alle möglichen anderen Hirnkrankheiten ausschließen, um am Schluss den Verdacht auf eine Alzheimer-Demenz auszusprechen. Da stellte man in den achtziger Jahren des vergangenen Jahrhunderts fest, dass so gut wie alle senilen Demenzen die gleichen Auffälligkeiten boten wie die präsenilen Alzheimer-Demenzen, und so eroberte der Breslauer Neuropathologe Alois Alzheimer 60 Jahre nach seinem eigenen Tod im Stil eines postmortalen Imperialismus den weitaus größten Bereich der Demenzen.

Demenz ist die irgendwann im Leben eintretende hirnorganisch bedingte Einschränkung vor allem der intellektuellen Fähigkeiten, aber auch von Aufmerksamkeit, Konzentration, Auffassung, Merkfähigkeit und Gedächtnis, sowie zeitlicher, örtlicher und situativer Orientierung. Ja, schließlich kann sich sogar die Orientierung zur eigenen Person verlieren. Der Patient weiß nicht mehr, wer er ist. So werden im Lauf einer in der Regel fortschreitenden Entwicklung die Intelligenzleistungen immer mehr eingeschränkt, was den Kern der Erkrankung ausmacht. Der Patient kommt ohne Hilfe am Ende mit seinem Leben nicht mehr klar.

Die Alzheimer-Demenz ist ein weitgehend kontinuierlicher Prozess. Geht die demenzielle Entwicklung dagegen mehr schubweise in kleinen Sprüngen voran, dann handelt es sich meist um eine gefäßbedingte Demenz. Ursache dafür sind Schädigungen der Gehirngefäße, die zu kleinen »Schlägelchen« führen, kleinen Schlaganfällen also, bei denen bestimmte Bereiche des Gehirns plötzlich von der Blutzufuhr abgeschnitten werden. Wenn Hirnzellen aber mehr als etwa drei Minuten ohne Blutzufuhr bleiben, gehen sie unwiederbringlich unter. Geschieht das an vielen Stellen des Gehirns, entwickelt sich die so genannte vaskuläre Demenz. Im Computertomogramm kann man sie an den vielen kleinen »Löchern« im Gehirn erkennen. Eine solche sprungartige Entwicklung bemerkt der Patient selbst meistens eher als einen kontinuierlichen Prozess. Diese Selbstwahrnehmung ist durchaus leidvoll. Es ist wie bei allen Demenzen dabei besonders wichtig, den Patienten liebevoll zu begleiten. Man sollte sich darum bemühen, dass er möglichst lange in seiner altbekannten Umgebung bleiben kann. Man sollte für gute Orientierungsmöglichkeiten und einfache Merkhilfen sorgen. Vor allem aber muss den Angehörigen geholfen werden, die nicht selten unter der Demenz stärker leiden als der Patient selbst.

Natürlich tritt die Demenz noch bei vielen anderen chronischen Gehirnerkrankungen auf, mitunter bei Parkinson, der »Schüttellähmung«, fast immer bei der schon erwähnten Chorea Huntington, auch bei mehr lokalen Gehirnabbauerkrankungen wie dem Morbus Pick, der das Vorderhirn betrifft und zu manchmal ziemlich heftigen emotionalen Ausbrüchen führt. Mit circa 60 Prozent aller Demenzen bei Weitem am häufigsten ist aber die Alzheimer-Demenz. Die vaskuläre Demenz liegt etwa bei 20 Prozent. Eine eigentliche Heilung gibt es nicht. Man hat inzwischen einige Medikamente gefunden, die in den ersten Stadien von Demenzen den Verlauf verlangsamen können. Außerdem kann man bei Erkrankungen im Alter durch eine Stabilisierung der körperlichen Situation, Herz und Kreislauf, Nierenfunktion und so weiter, auch die psychische Situation erheblich verbessern. Allein die Sicherstellung des Nachtschlafs kann Wunder wirken.

Solche deutlichen Erleichterungen für die Lebensqualität erinnern daran, dass sich bei der Demenzerkrankung ganz andere Fragen stellen als bei einer im engen Sinn heilbaren Erkrankung, Fragen, die ans Grundsätzliche reichen. Der Mensch ist in der Regel am Anfang seines Lebens und am Ende seines Lebens hilfsbedürftig. Das ist eigentlich nichts Schlimmes, sondern eine liebenswürdige Eigenart menschlicher Existenz. Diese Tatsache allein schon als Krankheit zu bezeichnen, wäre absurd. Am Beginn des Lebens käme niemand auf diese Idee. Doch auch ganz am Ende des Lebens stellt sich die Frage, ob das irreversible Nachlassen von Fähigkeiten eigentlich mit dem Ausdruck Krankheit richtig gefasst ist.

Bei manchen Menschen lassen am Ende des Lebens die körperlichen Fähigkeiten nach, obwohl sie geistig noch topfit sind. Solche Menschen leiden nicht selten darunter, dass gewisse Alteneinrichtungen alte Menschen wie kleine Kinder behandeln. Ich kannte eine höchst gebildete Soziologin, die im hohen Alter an Parkinson litt, geistig völlig auf der Höhe, aber körperlich pflegebedürftig war. Sie empfand es als respektlos, dass sie im Pflegeheim mit Märchenvorlesen zwangsbeglückt wurde. Aber sie ertrug die Kindereien des Personals mit Würde.

Die Demenzerkrankung zeigt das umgekehrte Phänomen. Hier sind die körperlichen Fähigkeiten oft noch erstaunlich gut erhalten, nur die geistige Leistungsfähigkeit ist eingeschränkt. Die geistigen Fähigkeiten, auf die die Normalen auf der Höhe ihres Lebens so stolz sind, lassen am Ende eines jeden Lebens wieder nach: schnell rechnen können, schnell logisch schließen können, sich schnell an veränderte Umstände anpassen können. Das alles sind freilich Fertigkeiten, in denen uns ein Computer ohnehin überlegen ist. Die eigentlich menschlichen Fähigkeiten, Liebe, Vertrauen, Milde, Barmherzigkeit, Dankbarkeit, Freundlichkeit, Solidarität, Freude, lustvolles Leben im Bewusstsein der Unwiederholbarkeit jedes Moments, bleiben auch beim Demenzkranken lange erhalten. Mancher strotzend normale Jungmanager ist zeitlich und örtlich präzise orientiert, kennt die Börsenkurse von heute auswendig, hat aber vielleicht vergessen, dass er zu Hause eine Frau hat, die ihn liebt, und Kinder, die ihn brauchen. Der späte Alzheimerpatient hat alles vergessen, er weiß nicht mehr, wo er ist, welches Datum wir haben, er weiß nichts mehr – das Letzte, was er noch weiß, ist, dass er eine Frau hat, die ihn liebt, und Kinder, die ihn mögen. Hilfe annehmen können ist übrigens eine ebenso kostbare menschliche Eigenschaft wie anderen Hilfe geben. Doch nicht jeder Normale kann so etwas.

4. Demenzkranke und Normale – Eine Annäherung

Und so verweist ein Alzheimerpatient all die Normalen auf das eigentlich Wichtige ihres Lebens. Während die Normalen mit dichtgedrängtem Terminkalender durch ihr unwiederholbares Leben hetzen und die Gegenwart vergessen, weil sie in dem Wahn leben, das Leben bestehe nur aus einer abgearbeiteten Vergangenheit und einer noch zu bearbeitenden Zukunft, so erinnern demenzkranke Patienten, die die Vergangenheit vergessen haben und die nicht in die Zukunft planen, uns alle daran, dass das Leben ausschließlich in der Gegenwart stattfindet. Es gibt demenzkranke Menschen, die sich mit ihrer Demenz arrangiert haben und zufrieden ihr Leben leben. Natürlich geht das nicht ohne die Hilfe von Angehörigen und professionellen Diensten. Selbst dann gibt es immer wieder für den Demenzkranken mühsame Situationen. Doch auch Normale haben ja mitunter Probleme. Der Schrecken der Demenz liegt für die Normalen zu einem guten Teil an der fixen Idee, ein gutes menschliches Leben bedeute, immer alles selbst im Griff haben zu müssen. Ein solches Lebensziel ist nicht weise, es ist auch in nichtdementen Zeiten utopisch. Immer steht man in irgendwelchen unvermeidlichen Abhängigkeiten. Gespräche mit demenzkranken Menschen sind mitunter müßig, das heißt, es kommt nichts dabei heraus. Aber muss aus allem im Leben etwas herauskommen? Die Muße war für die alten Griechen der Höhepunkt des Lebens, es war eine Zeit, die man zwecklos, aber gerade dadurch höchst sinnvoll verbrachte. Sinnvolle Gespräche, die nicht irgendwelche kurzfristigen Zwecke verfolgen, dazu sind gestresste Normale, für die Zeit Geld ist, kaum noch in der Lage. Dabei ist gegenwärtig gelebte Lebenszeit eigentlich unbezahlbar, weil sie unwiederholbar und damit unwiederbringlich ist. An diese kostbare Einsicht können die Demenzkranken die Normalen erinnern.

Wenn sie nicht durch irgendwelche Unübersichtlichkeiten irritiert sind, können Demenzkranke viel angenehmere Menschen sein als die Normalen. Sie wollen einen nie übers Ohr hauen, sie lügen nie, denn wenn sie die Unwahrheit sagen, sagen sie sie nie mit böser Absicht. Sie sind nicht nachtragend. Man fühlt sich nicht gedrängt, sich irgendwie zu produzieren, denn für sie gilt allein die menschliche Gegenwart. Das soll nicht heißen, dass Demenz ein Glücksfall ist, kein Angehöriger, der schwer an der Last der Erkrankung trägt, könnte das so sehen. Aber sie ist eben auch nicht bloß das Ende, sondern bisweilen sogar in Momenten ein Aufleuchten echter Humanität.

Vor allem am Anfang ist die demenzielle Entwicklung für alle Beteiligten leidvoll. Wenn das Gedächtnis nachlässt, vor allem typischerweise das Neugedächtnis, dann kommt es zu peinlichen Situationen. Man verlegt Gegenstände – und beschuldigt andere, sie gestohlen zu haben. Man verliert den Überblick über die alltäglichen Dinge und erlebt das zunächst als schmerzlichen Verlust an Selbstständigkeit. Oft reagieren Patienten gerade in dieser Anfangsphase mit einer Depression. Und auch die Angehörigen müssen sich mit viel Mühe an diese völlig neue Situation gewöhnen.

Viele Patienten entwickeln aber bald außerordentliche Fähigkeiten, die unangenehme Lage geschickt zu überspielen. Ich erinnere mich noch gut daran, als uns ein Assistent während des Medizinstudiums in der psychiatrischen Universitätsklinik einen etwa 50-jährigen Patienten befragen ließ. Wir waren sechs wissbegierige Studenten und explorierten den Mann nach allen Regeln der ärztlichen Kunst. Der Patient war freundlich zugewandt, berichtete bereitwillig, dass er beruflich als Ingenieur tätig sei, er gab an, wo er studiert hatte, erzählte von seinen Hobbys und kam schließlich auf seine Ehe zu sprechen, bei der es gewisse Probleme gebe. An dieser Stelle hakten wir nach, denn wir waren hier schließlich in der Psychiatrie und dachten,

Psychiatrie habe es vor allem mit Problemen zu tun. Es kam heraus, dass seine Frau offensichtlich recht dominant war, und er fühlte sich nicht richtig ernst genommen. Am Schluss der fast einstündigen Befragung bedankte sich der Patient höflich für das ausführliche Gespräch und wir begaben uns wieder zu unserem Assistenten, der sich interessiert danach erkundigte, was wir herausgefunden hatten.

Wir waren uns unserer Sache sicher. Es handelte sich um eine klassische Eheproblematik. Jeder von uns steuerte eifrig seine Beobachtungen bei, doch je mehr wir uns unter Hinzuziehung aller möglichen Fachbegriffe in Begeisterung redeten, desto merkwürdiger reagierte der Assistent. Er stimmte nicht zu, er widersprach nicht, doch auf seinem Gesicht zeigte sich ein rätselhaftes Lächeln. Zum Schluss unseres aufgeregten Berichts fragte er nüchtern, ob wir sonst noch etwas bemerkt hätten. Wir verneinten. Daraufhin bat er den Patienten herein. Er begrüßte ihn freundlich, man tauschte einige Floskeln aus und dann fragte er wie beiläufig, wo man hier sei. »In einem Hotel«, antwortete der Patient mit aller Selbstverständlichkeit. Wir waren wie vom Donner gerührt. Jeder konnte sofort sehen, dass wir in einem Krankenhaus waren. Der Assistent fragte freundlich weiter. Der Patient kannte weder den regierenden Bundeskanzler, er wusste nicht das Datum, weder das Jahr, noch den Monat, noch den Tag. Uns hielt er für Journalisten. Der Assistent beendete das Gespräch höflich. Der Patient verabschiedete sich und wir saßen wie die begossenen Pudel vor unserem leicht amüsierten Ausbilder. Der Patient hatte es durch allgemeine Floskeln und kleine Geschichtchen vermocht, uns eine Stunde lang darüber im Unklaren zu lassen, dass er eine Alzheimer-Demenz hatte. Das Altgedächtnis funktionierte noch. Auf die Frage, wie alt er sei, hatte er geantwortet: Ich bin von 1927. Uns war nicht aufgefallen, dass er die Frage gar nicht beantwortet hatte. Das hätte er auch nicht gekonnt, denn er wusste gar nicht, welches Jahr wir hatten. So hatte er den bei Demenzkranken häufigen Trick gewählt, bloß das Geburtsjahr zu nennen, denn das war im Altgedächtnis noch problemlos abrufbar. Auf solche Weise können Demenzkranke den unbefangenen Besucher lange täuschen. Das macht bisweilen Probleme, wenn gewisse missgünstige, entfernt wohnende Verwandte bei der Familie zu Besuch kommen, die aufopfernd den demenzkranken Großvater pflegt. Die wissen dann zu berichten, es stimme ja gar nicht, dass der Großvater geistig nicht mehr im Vollbesitz seiner Kräfte sei. Das sei bloß üble Nachrede, man wolle wohl an sein Geld. Der Großvater habe vielmehr noch ein »brillantes Gedächtnis«, denn er habe noch aus Kriegszeiten und auch sonst von früher alle möglichen Details gewusst. Das stimmt, denn es ist für Demenzen typisch, dass das Altgedächtnis manchmal sogar besser zu funktionieren scheint als bei Normalen. Doch schon am nächsten Tag hat der Großvater möglicherweise den Besuch vom Vortag völlig vergessen. Das für das Alltägliche wichtige Neugedächtnis ist das Problem.

Es ist von großer Bedeutung, besonders respektvoll mit Menschen umzugehen, die unter solchen für sie peinlichen Gedächtnis- und Orientierungsstörungen leiden. Als uns Studenten ein schwer demenzkranker Patient vorgeführt wurde, der bloß noch ein Sekundengedächtnis hatte, der also sofort vergessen hatte, was er soeben gesagt hatte, da wurde deutlich, dass die entsprechenden Fragen dem Patienten sichtlich hochnotpeinlich waren. Als der Patient dann draußen war, diskutierten wir Studenten die Frage, ob es ethisch zu rechtfertigen sei, einen Menschen in eine so unangenehme Situation zu bringen. Der Dozent antwortete beruhigend, der Patient habe ja auch die Peinlichkeit sofort wieder vergessen. Doch das leuchtete mir nicht ein. Denn ob ein Mensch sich noch an eine unangenehme Situation, in die man ihn gegen seinen Willen gebracht hatte, erinnern konnte, das war für die ethische Beurteilung aus meiner Sicht unerheblich. Dieser Mensch hat jedenfalls einen unwiederholbaren Augenblick seines Lebens unfreiwillig eine für ihn offensichtlich höchst unangenehme Situation erlebt.

Ich bemühe mich deshalb, besonders feinfühlig mit demenzkranken Menschen umzugehen. Das beginnt schon mit der Erhebung der Krankengeschichte. Manche Psychiater fragen gleich zu Anfang nach dem Datum, nach dem Ort, an dem man sich befindet etc. Das wirkt auf viele Patienten so, als würde man von vornherein an ihrem Verstand zweifeln. Und doch sind diese Fragen wichtig, wie man sehen konnte, und man darf sich nicht durch übertriebene Höflichkeit daran hindern lassen. So habe ich es mir zur Gewohnheit gemacht, diese Fragen im Laufe des Gesprächs »einzustreuen«. Als ich also bei einer vornehmeren älteren Dame, die mit Verdacht auf Demenz eingeliefert werden sollte, mitten im Gespräch beiläufig fragte: »Ach sagen Sie, können Sie mir mal gerade sagen, welchen Tag wir heute haben«, da kam wie aus der Pistole geschossen das richtige Datum, allerdings mit dem lächelnden Zusatz: »Auch manchmal etwas durcheinander, Herr Doktor, nicht wahr?« Höflichkeit hat ihren Preis.

Natürlich gibt es auch sonst witzige Szenen, die man mit Respekt meistern muss. Da war der Pfarrer, der immer wieder vergaß, dass er längst nicht mehr der Pfarrer am Ort war und fröhlich mit der Messe beginnen wollte, obwohl sein Nachfolger bereits am Altar stand. Da war der demente Chefarzt, den sein Chefarztkollege bei der Chefvisite einfach mitgehen ließ, weil ihm das sichtlich gefiel. Eher makaber war die Situation, als ein Mann seine Scheidung vergessen hatte und seine ihn immer noch besuchende Ex-Ehefrau in Schwierigkeiten brachte. Ein anderer Patient verkannte eine ebenso demente Mitpatientin als seine Ehefrau, was zu gewissen Friktionen führte. In solchen Situationen sind Schlagfertigkeit und Fantasie, aber auch eine gute Prise Humor gefragt. Es tut den Patienten nicht gut, wenn alle um sie Bemühten immer nur mit todernster pflichtbewusster Miene ihre Aufgaben versehen. Bei alldem muss man stets den Respekt vor dem Patienten wahren und vor allem nie die Unwahrheit sagen, auch das gehört zur Achtung vor den Patienten.

Nicht die Psychiater sind die große Hilfe bei der Demenz. Bei der Diagnose sind sie unerlässlich. Doch dann sind oft speziell ausgebildete Pflegekräfte die besseren Experten, Sozialarbeiter, Ergotherapeuten, Krankengymnasten und so weiter. Vor allem aber sind es die Angehörigen, die bis zur Erschöpfung bei unseren demenzkranken Mitbürgern Enormes leisten. In Zeiten, in denen der Patient die Angehörigen noch erkennt, sind sie unersetzlich, aber gerade deswegen sollten sie sich nicht überfordern, sollten auf ihre Kräfte achten und mit diesen Kräften wie ein Langstreckenläufer haushalten. Längst haben die Profis verstanden, dass die Entlastung und Unterstützung von Angehörigen von entscheidender Bedeutung ist. Gerontopsychiatrische Zentren haben die Aufgabe übernommen, umfassende Unterstützung bei wirklich allen anfallenden Problemen zu leisten. Dadurch kann für Patienten und Angehörige von der Diagnose an eine mittelfristige Lebensplanung erfolgen, bei der an jeder neuen Schwelle besondere Hilfen möglich sind.

Kein Zweifel, auf diesem Feld wird sich in den kommenden Jahren die große Auseinandersetzung über die Fundamente unserer Gesellschaft abspielen. Wenn, wie manche Normale suggerieren, die computerähnlichen Eigenschaften des Menschen die entscheidenden sind, dann ist der menschliche Computer, wenn er dement wird, kaputt. Kaputte Computer werden in der Regel entsorgt: »Die Reparatur lohnt sich nicht.« Man muss zugeben, dass die Pflege demenzkranker Menschen Geld kostet, viel Geld. Nützlich im Sinn von geldwerten Leistungen sind sie für die Gesellschaft nicht mehr. Da ist es eine Versuchung, diesen Menschen den Ausgang zu zeigen. »Exit« heißt eine entsprechende Organisation in der Schweiz, die »kaputten« Menschen den Weg zum Tod ebnet. Das Vertrackte an all den Diskussionen um das Recht auf den eigenen Tod ist, dass eine gesetzliche Regelung solcher existenzieller Situationen keineswegs zum Recht auf den eigenen Tod führt, sondern in gewisser Weise zur moralischen Pflicht, sich umbringen zu lassen, sobald man der Gesellschaft oder den erschöpften Angehörigen zur unzumutbaren Last zu werden meint. Denn es ist dann ja problemlos möglich, sich aus dem Verkehr zu ziehen, man muss nur wollen ... Wenn diese Grenze fällt, dann wird es eng, gerade für die demenzkranken Mitbürger. In einer solchen kalten Diktatur der auf ihre computerähnlichen Eigenschaften stolzen Normalen ist kein Platz für die Emotionalen, die Schwachen, die Empfindsamen und die Belasteten.

»Ich möchte nicht auf die Hilfe anderer angewiesen sein.« Dieser von Normalen nicht selten zu hörende Satz ist nicht nur wirklichkeitsfremd, denn Menschen sind zu jedem Zeitpunkt ihres Lebens auf die Hilfe anderer Menschen angewiesen. Solche programmatischen Sätze drücken die Gesellschaft auf eine schiefe Ebene, bei der ihr am Ende die Humanität abhanden kommt. Wie eine Gesellschaft mit ihren Demenzkranken umgeht, das ist die Nagelprobe für ihre Menschlichkeit.

II Wer Sorgen hat, hat auch Likör – Sucht, die peinliche Krankheit

1. Firma, Frau und Führerschein – Die sensiblen drei F

Ich hatte mal wieder psychiatrischen Bereitschaftsdienst im Krankenhaus, und ausgerechnet in der Tiefschlafphase, so gegen 3 Uhr, wurde ich geweckt. Ein Patient sei da zur Aufnahme. Mühsam entrollte ich mich meinem Bett. Man ist auch nur Mensch und um diese Zeit hält sich das Interesse für spannende Diagnosen in bescheidenen Grenzen. Wirklich aufregend schien der neue Fall auch nicht zu sein, denn schon von Ferne sah ich einen leicht torkelnden Mann mittleren Alters und beim Nähertreten umwehte mich eine Alkoholfahne, die es in sich hatte und von der ich befürchten musste, dass sie meine eigene Dienstfähigkeit auf Dauer bedrohte. Der Mann war erheblich fröhlicher als ich und eröffnete gleich leutselig das Gespräch mit der Frage, wie es mir denn wohl so gehe. Ich gestand – in weniger leutseligem Ton –, dass es mir nachts um 3 Uhr nach plötzlichem Erwachen in der Regel nicht sehr gut gehe, und raffte mich auf zur Gegenfrage, was er seinerseits denn hier so mache. Bereitwilligst erklärte er, dass er wohl etwas zu viel getrunken habe, und da habe er total harmlose Auseinandersetzungen in einer Kneipe gehabt. Der humorlose Wirt habe daraufhin völlig überflüssigerweise die Polizei gerufen und die habe ihn vor die ganz absurde Alternative gestellt: Ausnüchterungszelle bei der Polizei oder Psychiatrie. Da habe er sich natürlich für die Psychiatrie entschieden. Dabei strahlte er mich so gönnerhaft an, als erwartete er nun einen herzlichen Dank, dass seine Wahl ausgerechnet auf uns und speziell auf mich gefallen sei. Da man Patienten gegenüber zwar nicht immer offen, aber doch stets ehrlich sein soll und ich noch nicht sicher war, ob der Patient über echten Humor verfügte, unterließ ich es, mich für seinen nächtlichen Besuch wärmstens zu bedanken, und ging, um Zeit zu sparen, gleich aufs Ziel los:

»Sie sind also Alkoholiker.« Das Erstaunen des Patienten war grenzenlos: »Wie kommen Sie denn darauf?« – »Wer nachts um diese Zeit mit einer solchen Alkoholfahne eingeliefert wird, ist meistens Alkoholiker«, antwortete ich freundlich. Der Patient wurde leicht kumpelhaft: »Ich kann Sie gut verstehen, Herr Doktor, aber Sie irren sich. Ich bin weit davon entfernt, Alkoholiker zu sein. Ich möchte auch gar nicht bleiben, sondern am liebsten gleich wieder nach Hause. Wissen Sie, Sie trinken mal etwas zu viel, ich trinke mal etwas zu viel. So ist das Leben. Deswegen sind wir beide doch keine Alkoholiker ...« Breit grinsend stand der Patient vor mir. Seine Gesichtshaut war leicht gerötet und zeigte auch sonst Kennzeichen, die für Alkoholiker typisch sind. Ich wollte mich nicht auf eine lange Diskussion einlassen und so kam ich gleich zur Sache: »Haben Sie eigentlich schon einmal eine Abmahnung am Arbeitsplatz bekommen?« – »Ja Herr Doktor, vor einem Jahr.« – »Wegen Alkohol?« – »Ja, aber das war reiner Zufall. Wir hatten Betriebsfest und alle haben tüchtig getrunken. Nur mich hatte der Chef auf dem Kieker. Ich muss wohl irgendwie laut geworden sein. Und da würgt der Alte mir eine Abmahnung rein. Die Welt ist ungerecht ...« – »Sind Sie verheiratet?« – »Ja.« – »Hat Ihre Frau schon mal mit Scheidung gedroht?« Der Patient schaute mich ungläubig an: »Woher wissen Sie das denn?« – »Wegen Alkohol?« – »Na ja, das war eine ganz blöde Sache. Es gab Probleme bei der Arbeit, Probleme im Freundeskreis, und da hatte ich mir abends halt mal einen gezwitschert. Wie ich ins Bett gekommen war, wusste ich nicht mehr. Und da sagt mir meine Frau am anderen Morgen, sie habe keine Lust mehr, mit einem Besoffenen im Bett zu liegen. Mich hat das sehr getroffen, denn ich liebe meine Frau. Und das hatte sie nicht zum ersten Mal gesagt. Dabei sind wir schon 30 Jahre glücklich verheiratet und ich war immer so eine treue Seele ...« – »Haben Sie schon einmal den Führerschein verloren?« – »Ja ...« – »Wegen Alkohol?« – »Ja wissen Sie, das war nach einer Vereinsfeier und ich bin die paar hundert Meter nach Hause gefahren ...« Der Patient unterbrach sich. Sein verblüffter Gesichtsausdruck verriet anstrengende Geistestätigkeit. Er packte mich am Arm, legte seine Stirn in bedeutsame Falten, als hätte er gerade eine unglaubliche Entdeckung gemacht, und stieß dann treuherzig hervor: »Herr Doktor, das ist aber jetzt wirklich merkwürdig. Schon wieder Alkohol. Da muss ich wohl ein Problem haben …« Ich stimmte ihm freimütig zu und schlug vor, die Sache morgen noch einmal genauer zu bereden, wenn er nüchtern und ich ausgeschlafen sei. Jetzt war der Patient widerstandslos einverstanden zu bleiben und ging, nachdenklich über sich selbst den Kopf schüttelnd, immer noch leicht schwankend, zu Bett.

Die Diagnose der Alkoholabhängigkeit besitzt die Merkwürdigkeit, dass sie im Grunde nur der Patient selbst stellen kann. Es gibt zwar Laborwerte, mit denen man den Alkoholkonsum in der vergangenen Zeit messen kann, aber ob dieser Alkoholkonsum mit der psychischen Krankheit Alkoholabhängigkeit zusammenhängt, die die Freiheit des Menschen so einschränkt, dass er unter dem fast unüberwindbaren Drang steht, zu trinken, das weiß wirklich nur der Patient.

Es gibt den Spruch: Der Alkoholiker geht dem Arzt aus dem Weg und der Arzt geht dem Alkoholiker aus dem Weg. Alkoholiker lassen sich nicht gern mit ihrem Problem konfrontieren und Ärzte sind es seit Jahrhunderten gewohnt, dass der Patient gefälligst tut, was der Herr Doktor sagt. Doch genau das funktioniert bei Alkoholikern nicht und deswegen sind Alkoholiker unbeliebte Patienten. Der Alkoholiker verspricht sich selbst und dem Arzt nicht selten das Blaue vom Himmel, löst solche Versprechen aber dann allzu oft in Alkohol auf. Das ist für alle Beteiligten frustrierend.

Und daher haben manche hervorragende Hausärzte nur begrenzte Ahnung vom Alkoholismus. Da gibt es dann frohe Botschaften nach dem Motto: Sie sind kein Alkoholiker, Ihre Leberwerte sind einwandfrei! Dabei sagen die Leberwerte allein gar nichts aus. Es gibt Menschen, die keine Alkoholiker sind und doch schon bei geringen Dosen Alkohol mit Leberwerterhöhung reagieren. Und es gibt Alkoholiker, die horrende Mengen Bier pro Tag konsumieren, aber dennoch jungfräuliche Leberwerte haben. Manchmal ist die Situation, in der Alkohol konsumiert wird, viel gefährlicher als die schiere Menge. Bei Menschen in südlichen Ländern, die Wein ritualisiert zum Essen trinken, entgleitet der Konsum viel seltener im Sinn eines exzessiven Alkoholismus. Das Problem ist die Privatisierung des Konsums: Ich und mein Kühlschrank. Dass es in einer individualisierten Gesellschaft keine gemeinsamen Mahlzeiten mehr gibt, also der Zusammenbruch der Esskultur, ist eine wichtige Ursache für die Zunahme von Trunk- und Esssucht.

Die Menge des Alkoholkonsums allein ist also kein sicheres Kriterium. Gewiss, bei einem Glas Bier pro Tag wird man nicht zum Alkoholiker. Doch über Mengen zu diskutieren, bringt ohnehin nichts, denn man wird im Zweifel die wahren Mengen nicht erfahren und die sind auch nicht wirklich relevant. Im Rheinland ist es manchmal gar nicht so einfach, herauszubekommen, ob ein Patient überhaupt Alkohol trinkt. Fragt man den durchschnittlichen Rheinländer, ob er Alkohol trinkt, streitet der bisweilen vehement ab. Fragt man dann geistesgegenwärtig, wie viel »Kölsch« er trinkt, dann kann man zu hören bekommen: »Ach so, das meinen Sie, Herr Doktor. Na ja, sagen wir mal einen Kasten pro Tag ...« Auch manche gepflegte ältere Dame streitet auf die Frage nach Alkoholkonsum theatralisch alles ab: »Wo denken Sie hin, Herr Doktor, keinen Tropfen!« Fragt man dann möglichst harmlos nach, wie viel »Klosterfrau-Melissengeist« es denn so pro Tag werden könnte, kommen enorme Mengen zutage: ein, zwei Fläschchen täglich! Man muss wissen: Klosterfrau-Melissengeist ist einer der stärksten Schnäpse Deutschlands, fast reiner Alkohol, 79 Prozent! »Aber er tut doch so gut ... in den Tee, in den Kaffee ... Er hilft eigentlich gegen alles ...« In der Tat, die entzückende ältere Dame ist voll wie eine Haubitze, geht aber nach jahrelangem Training noch vergleichsweise senkrecht über den Flur. Jetzt hat sie allerdings leider einen unangenehmen Entzug vor sich.

Bei der Diagnose Alkoholabhängigkeit kommt es also nicht so sehr auf Alkoholmengen, Leberwerte oder andere messbare Daten an. Alkoholabhängigkeit zeigt sich vielmehr daran, dass der Patient die Unbefangenheit dem Suchtmittel gegenüber verloren hat und durch den drangvollen weiteren Konsum sein Leben ruiniert. So sind zwar Suchtdruck, der Verlust der Kontrolle über das Suchtmittel und Entzugssymptome Kennzeichen der Alkoholabhängigkeit. Auch die Toleranzentwicklung gehört dazu: Der Alkoholiker verträgt zeitweilig mehr Alkohol als andere, weil die angeschlagene Leber den Alkohol schneller verarbeitet. Doch all das will der Süchtige vor sich selbst und anderen lange Zeit nicht wahrhaben. Und so sind die Fragen nach den berühmten »Drei F« – Firma, Frau, Führerschein – weiterführend. Kein Zweifel, der Beruf ist existenziell von entscheidender Bedeutung. Wer also so weit geht, eine Abmahnung zu riskieren, weil er trinkt, der hat zum Alkoholkonsum eine ungesunde Beziehung. Die Partnerschaft ist wesentliche Voraussetzung fürs Lebensglück. Wer sie leichtfertig durch unverdrossenes Alkoholtrinken aufs Spiel setzt, beweist, dass der Alkohol ihm wichtiger geworden ist als seine Frau. Und auch die Bedeutung des Führerscheins ist nicht zu unterschätzen. Der Führerschein ist für viele Menschen die Voraussetzung ihrer Bewegungsfreiheit. Diese Freiheit dennoch durch Alkoholkonsum zu gefährden, ist ein deutlicher Hinweis darauf, dass es mit der Freiheit dem Alkohol gegenüber nicht mehr weit her ist. Um die Abhängigkeit zu erklären, sage ich manchmal: »Wenn ich Ihnen empfehlen würde: Essen Sie ab sofort kein Joghurt mehr, sonst bekommen Sie massive Probleme, dann hätten Sie doch wohl keine Probleme damit, sich daran zu halten. Doch für den Alkohol sind Sie sogar bereit, Beruf, Partnerschaft und Führerschein aufzugeben. Offenbar haben Sie zum Alkohol ein durchaus anderes Verhältnis als zu Joghurt.« Auf solche oder ähnliche Weise können Patienten, die sich nicht »Alkoholiker« nennen wollen, zugeben, dass sie »ein Problem mit dem Alkohol« haben. Diese zutreffende Eigendiagnose reicht völlig, um eine anständige Therapie zu beginnen.

2. Das Männchen mit dem Glaskopf – Was die Psychiatrie mit der Mafia verbindet

Die Therapie fängt mit dem Entzug an. Was ist das eigentlich?

Entgiftung heißt die erste Phase des Entzugs. Sie dauert meistens nur wenige Tage. Und da behandelt man die körperlichen Entzugssymptome des Patienten. Die leichteren Formen sind Schwitzen, Unruhe, Zittern, Ängstlichkeit, Schlaflosigkeit. Wenn die Symptome stark ausgeprägt sind, gibt man Entzugsmedikamente, die vor allem den zwei gefährlichsten Entzugsereignissen vorbeugen, dem epileptischen Entzugsanfall und dem Delirium tremens, »Weiße-Mäuse-Sehen«, wie der Volksmund sagt. Wer was am ehesten bekommt, das ist von Patient zu Patient verschieden und nicht eigentlich vorhersehbar; es sei denn, der Patient hat schon einmal einen Entzug gemacht. Als Entzugsmedikamente geben manche ein Benzodiazepin, das beruhigt und vor allem vor Anfällen schützt, andere geben »Distraneurin«, was vor allem das Delirium tremens behandelt. Beide Medikamente haben selbst ein Abhängigkeitspotenzial, so dass man sie nur streng kontrolliert und streng vorübergehend geben darf. Wer im Entzug einen Anfall bekommt, ist noch kein Epileptiker, und außerhalb des Entzugs ist er zumeist vor Anfällen sicher.

Das viel gravierendere Problem ist das Delir. Das Delir ist ein höchst merkwürdiges Phänomen, das als organisch psychische Störung ganz viele Ursachen haben kann, das wir aber am häufigsten beim Alkoholentzug sehen. Es ist eine ernste Sache, denn unbehandelt kann es tödlich verlaufen. Doch sein Ablauf kann unfreiwillig witzig sein. Im Delir ist der Patient in einem veränderten Bewusstseinszustand, an den er sich im Nachhinein zumeist nicht erinnert. Er ist völlig desorientiert und zugleich höchst suggestibel. Das heißt, man kann ihm alles Mögliche einreden. Ich erinnere mich noch gut an die Vorlesung, als ein deliranter Patient im Bett hereingefahren wurde. Der Professor hielt ihm ein unbeschriebenes weißes Blatt Papier vor und wies ihn an, den – nicht vorhandenen – Text vorzulesen. Nach einem gewissen Zögern las der Patient höchst bereitwillig einen fantasierten, wirren Text vom Blatt. Delirante Patienten haben oft optische Halluzinationen, sehen kleine bewegliche Phänomene, die sie als »Tierchen«, »weiße Mäuse« oder Ähnliches wahrnehmen. Das ist für die Patienten durchaus beunruhigend. Außerdem verkennen sie oft grotesk die Situation. Bei der Visite fragte der Chefarzt den deliranten Patienten, wo er sich denn hier befinde. Nach einem unsicheren Blick durch den Flur der geschlossenen psychiatrischen Station meinte der Patient mit fragendem Blick: »In der Bäckerei?« Der Chefarzt insistierte, indem er an seinen eigenen weißen Arztkittel griff: »Aber wer bin ich denn?« Jetzt war der Patient erleichtert und rief mit dem Brustton der Überzeugung: »Der Bäcker natürlich!« Der Chefarzt hatte keine weiteren Fragen, die Studenten schmunzelten. Ein anderer Patient wähnte sich in der Bahn und kam immer wieder ins Stationszimmer, um die Fahrkarte zu lösen. Wieder ein anderer, früher zur See gefahren, meinte, sich auf einem Hochseedampfer zu befinden, und hielt sich auf dem Stationsgang dramatisch an den Handläufen fest, da »schwerer Seegang« sei. Die Patienten sind dabei eher zutraulich, verunsichert und kaum je aggressiv.

Unvergesslich ist mir ein Fall aus meiner Zeit im so genannten Praktischen Jahr, dem letzten Jahr des Medizinstudiums. Ich war in einer neuen kleinen psychiatrischen Abteilung an einem Allgemeinkrankenhaus tätig. Wir behandelten einen etwas skurrilen, aber sehr liebenswürdigen Patienten aus den Tiefen der Eifel, der unter einem auffälligen Phänomen litt. Er sah immer wieder ein kleines Männchen »mit enem Glaskopp und janz vielen Rädchen dadrin. Und Herr Doktor, wenn isch et krisch – isch schlag et kapott ...« Morgens bei der Visite kamen wir in sein Zimmer. Großes Chaos, Matratzen hochgestellt, Kissen und Decken auf dem Boden. Er war mal wieder auf der Jagd nach dem Männchen gewesen. »Na, wo ist es denn jetzt?«, fragte der Chefarzt. Dramatisch zeigte der Patient auf das hohe Fenster: »Da oben, Herr Doktor, da klemp et im Fenster ...« Der Patient wurde mit Neuroleptika behandelt, um die Halluzinationen und den Wahn wegzubekommen. Und ich hatte die Aufgabe, in täglichen Gesprächen herauszufinden, ob der Patient sich von seinem Wahnerleben distanziere.

Nach einigen Tagen trat bereits eine gewisse Beruhigung ein. Die Empörung des Patienten ließ nach, und auf meine skeptischen Fragen, ob er nicht langsam etwas unsicher würde, denn solche Männchen gäbe es doch in Wirklichkeit gar nicht, begann der Patient tatsächlich, auch selber Zweifel an der ganzen Sache anzudeuten. Ich war stolz wie Oskar. Die Behandlung zeigte deutliche Fortschritte, der Patient wirkte freier. Eines Tages nun hatten wir einen Alkoholiker ins andere Bett auf dem Zimmer dieses Patienten aufgenommen. Auf der Abteilung galt das Durchmischungsprinzip. Wie im normalen Leben wurden die Patienten nicht nach Diagnosen auf verschiedene spezialisierte Stationen aufgeteilt. Niemand hatte sich also bei der Aufnahme dieses Alkoholikers etwas gedacht. Als ich am nächsten Morgen meinen schon so erfolgreich anbehandelten Patienten mit dem »Männchen« ins Arztzimmer zu unserem routinemäßigen Morgengespräch bat, fiel mir eine merkwürdige Veränderung auf. Er wirkte plötzlich wieder irgendwie kämpferisch und hatte erneut jenes überlegene Lächeln um die Lippen, das Wahnkranke bisweilen uns schlichten Wirklichkeitsideologen gegenüber an den Tag legen. Kaum hatten wir uns gesetzt, brach es aus ihm heraus: »Herr Doktor, jetz is et klar: Der andere hat et auch jesehen!« Ich war völlig überrascht. »Was hat der andere gesehen?« – »Na, dat Männchen!«, rief der Patient triumphierend aus. Mit allem hatte ich gerechnet, doch nicht damit. Ich sprang auf und lief mit dem Patienten in sein Zimmer. Da lag nun der andere Patient noch im Bett. Er sah verändert aus. Gestern hatte er nur gezittert. Das war auch jetzt zu sehen. Doch es war schlimmer geworden und er nestelte nun unkoordiniert an seinem Plumeau herum. Die Augen wirkten etwas glasig, er schwitzte stark und schaute unsicher im Zimmer herum. »Was haben Sie gesehen?«, fragte ich. Da begann der Patient mit den Händen einen runden Kopf zu umschreiben und sagte: »Ich habe so ein kleines Männchen gesehen, mit so einem Glaskopf und ganz vielen Rädchen darin ...« Die Beschreibung war völlig identisch. Das war einer der kurzen Momente, wo man als in der Psychiatrie Tätiger kurz überlegt, wer hier nun eigentlich verrückt ist. Doch als ich mich gefangen hatte, wurde mir klar, was passiert war. Der Alkoholiker war über Nacht ins Delir gerutscht, hatte sich, suggestibel, wie er nun einmal war, die plastischen Beschreibungen seines Zimmernachbarn angehört und das alles für bare Münze genommen. Es war dann gar nicht so einfach, meinem Patienten zu erklären, dass auch zwei gleichlautende Aussagen in der Psychiatrie und bei der Mafia nicht immer die Wahrheit beweisen.

Es kann aber auch andere Komplikationen geben. Einmal wurde ein über 70-jähriger Patient mit der Diagnose »Morbus Parkinson« eingeliefert. Der Hausarzt hatte die Diagnose gestellt. Wir waren damals auch für neurologische Erkrankungen zuständig und der Patient war tatsächlich schwer beeinträchtigt. Er zitterte am ganzen Körper, saß im Rollstuhl und war völlig hilflos. Nur eines fiel sofort auf. Das Zittern war irgendwie merkwürdig. Er zitterte nicht in dem vergleichsweise langsamen Rhythmus, der für die Parkinsonsche Erkrankung typisch ist, er zitterte vielmehr wie Espenlaub. Auch die Entwicklung der Erkrankung war ungewöhnlich. Mehr oder weniger plötzlich hatte das Zittern etwa vor drei Monaten begonnen, und die Antiparkinsonmedikamente, die der Hausarzt verschrieben hatte, hatten es eher schlimmer gemacht. Wir fragten genau nach. Die weitaus meisten Diagnosen ergeben sich durch eine sorgfältige Erhebung der Krankengeschichte des Patienten. Und dabei kam etwas Unerwartetes heraus. Der Patient nahm nämlich seit Jahren in immer höheren Dosen Benzodiazepine ein. Der Hausarzt wusste nichts davon, denn der Patient hatte die »Schlafmittel« von seiner Frau bekommen. Die aber war nun vor drei Monaten verstorben. Er war mit den Medikamenten immer mehr durcheinandergekommen. Mal nahm er über längere Zeit gar keine ein und bekam deswegen einen Entzug von den Benzodiazepinen. Der beginnt nicht sofort wie beim Alkohol, sondern zumeist erst einige Tage nach dem Absetzen. Er war unruhig geworden, ängstlich, hatte schlechter geschlafen und vor allem begonnen zu zittern. Dann hatte er wieder Benzodiazepine eingenommen und die Symptome hatten nachgelassen. Da schließlich aber kein Nachschub mehr kam, hatte das Zittern zugenommen und ihn endlich in den Rollstuhl gebracht. Antiparkinsonmittel, die der Hausarzt eingesetzt hatte, verstärkten das Entzugszittern aber noch, und so war ein Teufelskreis eingetreten, der nun zur Aufnahme führte. Wenn Menschen über Jahre Benzodiazepine nehmen, dann setzt man diese Medikamente im höheren Alter nicht mehr ab, weil der Entzug doch sehr belastend ist. In diesem Fall aber war die Situation für den Patienten durch die relativen Entzüge noch belastender geworden, so dass wir einen vollständigen Entzug durchführten. Der Patient geriet sogar in ein Delir, versuchte nachts, eine Baugrube unter seinem Bett auszuheben, doch damit war der Entzug vorbei. Der Patient stand auf. Er konnte ohne Hilfen wieder gehen. Der Rollstuhl wurde verkauft und ein gepflegter älterer Herr in vergleichsweise gutem Zustand verließ voller Dankbarkeit die stationäre Behandlung.

Die Benzodiazepinabhängigkeit wirft übrigens einen Schatten auf die Ärzteschaft: Sehr häufig sind es Ärzte, die durch eine leichtsinnige Verschreibungspraxis eine Mitschuld an dieser Abhängigkeit haben. Freilich tragen auch Patienten dazu bei, wenn sie ultimativ von ihrem Arzt verlangen, dass der ihren Schlaf sicherstellen muss. »Der Nachbar hat von seinem Arzt da etwas Großartiges verschrieben bekommen ...« Unmittelbar und sofort Schlaf herzustellen oder Angst wegzumachen, das ist ein Anspruch, der in die Abhängigkeit führt. Auch die Sucht nach Schmerzmitteln kann auf diese Weise entstehen. Sie hat zusätzlich den unangenehmen Effekt, dass irgendwann die Schmerzmittel selbst den Schmerz bewirken, ein Teufelskreis, der einen Entzug dringend nötig macht.

Medikamentenabhängige Patienten profitieren von ähnlichen Hilfen wie alkoholabhängige. Es gibt Suchtberatungsstellen für Alkohol- und Medikamentenabhängige, die informieren, motivieren und alles Weitere organisieren. Nach der zumeist stationären Entgiftung können die Patienten Selbsthilfegruppen besuchen, die sich als höchst erfolgreich erwiesen haben. Man kann aber auch eine ambulante, tagesklinische oder stationäre Langzeittherapie anschließen.

3. Therapie – Was tun, statt süchtig sein?

Wie kann man Alkoholabhängigkeit therapieren? Wenn wir heute Sucht als Erkrankung der Wahlfreiheit verstehen, dann ist eine kooperative Beziehung zwischen Therapeut und Patient wichtig. Als junger Assistenzarzt war man früher bei Alkoholikern in einer misslichen Situation. Entweder es handelte sich um einen zu missionierenden oder um einen bereits missionierten Patienten. Der zu missionierende Patient versuchte einem etwas kumpelhaft klarzumachen, dass er gar kein Alkoholiker sei: »Wissen Sie, Herr Doktor, jeder trinkt doch mal ein bisschen ...« Da entfaltete man dann als junger Arzt die ganze Drohkulisse der alkoholbedingten Katastrophe, was regelmäßig damit endete, dass der Patient, wenn er so weitermache, sich demnächst die Radieschen von unten anschauen müsse. Während man selbst am Schluss einer solchen ellenlangen Debatte, die beim Patienten nicht das Geringste bewirkte, mit den Nerven ziemlich am Ende war, saß vor einem ein vergleichsweise entspannter Mensch, der einen in freundlichem Ton beruhigte: »Nehmen Sie es nicht so schlimm, Sie meinen es ja gut, aber ich bin nun mal kein Alkoholiker ...« Erst viel später wurde mir klar, dass der Patient natürlich jahrelang für ein solches Gespräch trainiert hatte. Er kannte diese bedrängenden Gespräche nämlich zur Genüge von seiner Ehefrau, von Freunden, von Angehörigen, die in zunehmender Verzweiflung den Druck immer weiter erhöht hatten, so dass der Patient immer besser gelernt hatte, solchen »Motivationsgesprächen« auszuweichen.

Nun sollte man denken, das Gegenteil, der erfolgreich missionierte Patient, sei für den Therapeuten eine Labsal. Aber weit gefehlt. Da sitzt dann ein strahlender Patient vor dem Therapeuten und erklärt sofort bereitwillig, dass er wieder getrunken habe. In leicht belehrendem Ton erläutert er, er sei nämlich Alkoholiker, habe »Suchtdruck« gehabt und deswegen getrunken. Dann sei der bei Alkoholikern übliche »Kontrollverlust« eingetreten und jetzt sei er eben wieder da. Was nun? Was sollen Sie als Therapeut einem solchen Patienten noch erklären? Der weiß doch schon alles! Der missionierte Patient kann manchen Therapeuten ratloser machen als das zu missionierende Greenhorn.

Therapeutisch wird man aus heutiger Sicht in beiden Fällen auf die Verantwortung des Patienten abheben und seine Wahlfreiheit stärken. Wir achten daher sehr auf eine wertschätzende kooperative Beziehung zu den Patienten und richten den Scheinwerfer der Aufmerksamkeit auf die vorhandenen Fähigkeiten. Das sind diese Menschen oft gar nicht gewohnt. Sie erwarten von Therapeuten wie von allen anderen Menschen die Frage: »Warum sind Sie rückfällig geworden?« Dabei ist diese Frage gar nicht besonders interessant. Nicht selten sind es immer dieselben Situationen und es ist immer wieder beschämend für den Patienten, seinen »Sündenfall« zu beschreiben. Viel nützlicher ist die Frage: »Wie haben Sie eigentlich Ihren Rückfall beendet?« Manch resignierter Patient, der auch von Therapeuten vielleicht nur noch weitere Demütigungen erwartet, antwortet dann: »Die Flasche war leer, Herr Doktor.« Doch wenn man freundlich sagt: »Wenn einer von uns beiden weiß, wo er eine neue Flasche herbekommt, dann sind das doch wahrscheinlich Sie«, dann nickt der Patient und erzählt nun, dass er doch an seine Frau gedacht habe, an seine Kinder, und da habe er sich entschlossen: »Jetzt gehst Du in Therapie!« Mit feuchten Augen sitzt der Patient dann da, und wer als Therapeut so fragt, ist manchmal ganz ergriffen von den unglaublichen Bemühungen und den Kämpfen, die Alkoholiker unternehmen, um immer wieder aufzustehen. Ein solcher Gesprächseinstieg lässt den Patienten nicht von ganz tief unten zum Therapeuten aufblicken, sondern auf diese Weise kann der Patient dem Therapeuten auf Augenhöhe als jemand begegnen, der etwas geschafft hat und weiter vorangehen will.

Wir haben dann die Aufgabe, den Patienten objektiv auf dem heutigen Stand der Wissenschaft über seine Lage zu informieren sowie über die Hilfsmöglichkeiten, die es gibt und unter denen er wählen kann, was er für am nützlichsten hält. Dabei muss sich der Patient nicht auf bei Suchttherapeuten beliebte Begriffe festlegen. Ob er nun »Alkoholiker« ist oder ob er »Probleme mit dem Alkohol« hat, ist für eine aussichtsreiche Therapie ohne Belang. Auch ob er sich für immer oder nur erst mal für eine gewisse Zeit zur Abstinenz entschließt, ist nicht entscheidend. Wichtig ist, dass der Patient den Eindruck hat, dass er offen reden kann, sich nach guter Information selber für die Maßnahmen entscheiden kann, die er für hilfreich hält, und nicht auf irgendwelche gern gehörte Planungen festgelegt wird. Entscheidend sind nicht heilige Schwüre, er wolle keinen Alkohol mehr trinken, sondern die wirklich spannende Frage ist, was er denn tun kann oder tun möchte, anstatt Alkohol zu trinken. Denn der Alkoholkonsum hat oft durchaus nachvollziehbare Motive: Probleme, Unsicherheit, Langeweile etc. Wenn ein Mensch da bloß auf Alkohol verzichtet, hat er die gleichen Probleme, die gleiche Unsicherheit, die gleiche Langeweile, nun aber ohne Alkohol. Das macht es auch nicht besser. Was also kann man bei Problemen, Unsicherheit und Langeweile tun anstatt des bisher irgendwie hilfreichen Alkoholkonsums?

Wichtig ist es, die Angehörigen einzubeziehen, die oft seit Jahren ebenfalls unter der Abhängigkeit des Patienten leiden. Doch es muss klar sein, dass die Verantwortung für die Therapie beim Patienten bleibt. Nicht selten ergeben sich in Suchtfamilien Konstellationen, die man das »Drama-Dreieck« genannt hat. Da gibt es die »Retter«, die powern sich aus, um den Patienten, nennen wir ihn Willi, zu retten. Sie räumen ihm die Flaschen weg, rufen montags beim Arbeitgeber an, um ihn wegen »Grippe« zu entschuldigen, halten die Fassade gegenüber Nachbarn und Freunden aufrecht. Oft sind das die Ehefrauen. Und dann gibt es da die »Verfolger«, meist pensionierte »Retter«, die jahrelang versucht haben, Willi zu retten, immer wieder enttäuscht wurden, weil alle heiligen Schwüre gebrochen wurden, und die jetzt nur noch sauer sind auf Willi. Zwischen beiden Gruppen entwickelt sich dann ein Titanenkampf. Die »Verfolger« beschuldigen die »Retter«, dass sie es sind, die es dem Patienten immer weiter ermöglicht haben zu trinken. Damit haben sie gar nicht so unrecht. Und die »Retter« ihrerseits beschuldigen die »Verfolger«, dass sie den Patienten mit ihrer andauernden ätzenden Kritik immer wieder in die Sucht treiben. Auch nicht ganz falsch. So tobt der Kampf zwischen »Rettern« und »Verfolgern« – und Willi kann in Ruhe weiter trinken, denn um den kümmert sich keiner. Wenn die beiden Parteien sich besinnen und überlegen, wer hier eigentlich trinkt, dann erst richtet sich beider Blick auf Willi und dann wird klar, dass der es ist, der entscheiden muss, und dann gibt es die Chance für eine erfolgreiche Therapie.

Wenn Probleme im Bereich der drei F – Firma, Frau, Führerschein – entscheidende Anzeichen für das Bestehen einer Alkoholabhängigkeit sind, dann ist verständlich, dass vor allem die Firma der Ort ist, wo dem Patienten sein Alkoholproblem klargemacht werden muss. Denn die Angehörigen stehen in enger emotionaler Beziehung zum Patienten und sind daher in der Regel von der Aufgabe überfordert, den Süchtigen mit seinem Problem zu konfrontieren. Wer den Führerschein wegen Alkohol verliert, hat dabei ja schon Menschen in Lebensgefahr gebracht. Und so sind betriebliche Suchtkrankenhilfen wichtig, die süchtigen Mitarbeitern Wege aus der Sucht weisen und dafür sorgen, dass Vorgesetzte das Problem angemessen ansprechen. Reagiert man hier nur aus dem Bauch heraus, dann wird die Sucht des Mitarbeiters erst lange toleriert und gedeckt, denn Alkoholiker sind oft sehr beliebte Mitarbeiter, die mit ihrer Hilfsbereitschaft unbewusst die Konfrontation mit ihrem Problem vermeiden wollen. Doch irgendwann nimmt die Sucht überhand, die Exzesse nehmen zu, die Zuverlässigkeit nimmt ab und die Atmosphäre kippt. Nun ist man plötzlich zu keinerlei Verständnis mehr bereit. Natürlich sind beide Verhaltensweisen nicht professionell. Der richtige Weg ist, dass der Vorgesetzte zeitig und nüchtern die auffälligen Phänomene zur Sprache bringt und auf Hilfen hinweist, ohne selber Diagnosen zu stellen. Wenn der betroffene Mitarbeiter dann doch nichts ändert, müssen auch arbeitsrechtliche Konsequenzen angedacht werden, zum Besten der Firma – und zum Besten des Patienten.

4. Süchtige und Normale – Vom Sinn der Sucht

Süchtige wurden früher von den Normalen als Sünder verachtet. Dabei war immerhin die heilige Monika, die tapfere Mutter des Augustinus, offenbar zeitweilig dem Alkohol verfallen. Augustinus schreibt in seiner Autobiografie, den »Bekenntnissen«, dem ersten psychologischen Buch der Weltliteratur, dass seine Mutter, nachdem sie als heranwachsendes Mädchen immer mal wieder aus Lust am Verbotenen am Wein genippt hatte, »schließlich fast die vollen Becher ungemischten Weines hinuntertrank«. »Trinkerheilanstalten« waren im 19. Jahrhundert eingerichtet worden, um die Alkohol-»Sünder« zur Umkehr zu bewegen. Die alte Verachtung, die Peinlichkeit der Krankheit, die Scham, das sind noch heute die wichtigsten Hemmungen, die Menschen daran hindern, zur eigenen Sucht zu stehen.

Doch Sucht ist keine Sünde. Wer sich etwas darauf zugutehalten möchte, nicht süchtig zu sein, der sollte wissen, dass es sogar einen Erbfaktor gibt, für den niemand verantwortlich ist. Außerdem kann jeder Mensch in eine tragische Situation geraten, in der er mit süchtigem Verhalten reagiert. Es sind dann gerade die besonders sensiblen Menschen, die von Suchtmitteln abhängig werden. Wer hemmungslos über Leichen gehen kann, der wird kaum süchtig. So repräsentieren die Süchtigen den Schatten einer Gesellschaft von Normalen, die die Menschen im Licht zu immer unerreichbareren Zielen treibt und für die Scheiternden nur noch das Dunkel und die Nischen am Rande übrig hat. Für die Dünnhäutigen und Einfühlsamen ist da kein Platz mehr. Es wird kälter und die coolen aalglatten Typen sind die privilegierten Überlebenskünstler in einer reibungslos funktionierenden Welt, in der die humanitäre Temperatur sinkt. Süchtige strahlen oft mehr menschliche Wärme aus. Nicht selten sind sie feinfühliger als Normale, und es sind andererseits die hemmungslos Normalen, die mit ihrer rücksichtslosen Aggressivität Menschen in die Sucht treiben können. Auch wenn die Therapie sich sinnvollerweise auf die Verantwortung des Patienten für sein Verhalten konzentriert. Dieser Aspekt ist keineswegs die ganze Wahrheit. Und wer die anstrengende Lebensgeschichte mancher Süchtiger verfolgt hat, der kann nur Hochachtung vor den manchmal fast übermenschlichen Mühen dieser Menschen haben, die immer wieder scheitern und immer wieder neu anfangen.

Wer sich angewöhnt hat, den Blick auf die Fähigkeiten der Patienten zu richten, der entdeckt gerade bei Süchtigen reiche Schätze. Obdachlose Alkoholiker hält man gemeinhin für Menschen, die gar nichts können, die völlig gescheitert sind. Schaut man genauer hin, ergibt sich ein anderes Bild. Kaum ein Normaler wäre in der Lage, im Winter in Köln auch nur eine Woche als Obdachloser klarzukommen: jeden Tag aufs Neue seinen Platz für die Nacht zu organisieren, Essen und vor allem Trinken, um dem Entzug zu entgehen. Dafür braucht man gute soziale Beziehungen, die täglich gepflegt werden wollen. Welcher Normale könnte das schon aus dem Stand? Macht man sich das klar, geht man viel wertschätzender mit solchen Patienten um, und dann ergibt sich eine kooperative Therapiebeziehung ganz von allein. Wir behandelten immer wieder einen schwer alkoholabhängigen Patienten, der obdachlos war und im Rollstuhl saß, der aber stets viel zu kurz blieb. Das lag daran, dass er sich sein Geld mit Betteln verdiente und den Verdienstausfall vermeiden wollte. Wir haben dann eine »rheinische Lösung« gefunden. Er machte nachmittags ein »Praktikum« in der Fußgängerzone und blieb dadurch endlich lange genug. Je mehr man sich mit Süchtigen befasst, desto mehr Respekt nötigen sie einem ab. Und man schämt sich mitunter für all die kaltherzigen Normalen, die meinen, so viel besser zu sein als »die da«.

Erst im Jahr 1968 wurde in Deutschland durch eine Entscheidung des Bundessozialgerichts Alkoholabhängigkeit als Krankheit anerkannt. Das nahm ihr das Stigma der Sünde und gab den Patienten endlich das Recht auf Therapie.

Die Alkoholabhängigkeit ist eine ernste Erkrankung. Die Suizidgefährdung, das heißt, die Gefahr, dass sich der Patient das Leben nimmt, ist erheblich. Alle Organe des Körpers werden geschädigt – nicht nur die Leber. Man unterscheidet unterschiedliche Typen des Alkoholismus: Problemtrinken, Gelegenheitstrinken und dann die schwereren Formen, den chronischen Alkoholismus mit massiven Alkoholexzessen, die Spiegeltrinker, die ihren Alkoholspiegel immer konstant halten, nie exzessiv betrunken, aber auch nie nüchtern sind, und schließlich die Quartalstrinker, die zwischen ihren Alkoholexzessen keinen Alkohol konsumieren. Frauen vertragen übrigens im Schnitt nur ein Drittel der Alkoholmengen, die Männer vertragen.

Bei der Alkoholabhängigkeit gibt es noch einige merkwürdige Phänomene. Da ist die Alkoholhalluzinose, die bei langjähriger Alkoholabhängigkeit auftreten kann. Der Patient hört Stimmen, und zwar oft aus einer Steckdose oder aus anderen Gegenständen. Im Unterschied zu wahnhaften Halluzinationen weiß er, dass das eigentlich gar nicht sein kann. Dennoch ist so etwas begreiflicherweise für einen Menschen sehr beunruhigend. Ich erinnere mich an eine Patientin, die ihren verstorbenen Verlobten Willi immer aus einer Cola-Dose reden hörte.

Eine noch viel beunruhigendere Erkrankung ist das so genannte Korsakow-Syndrom. Der Volksmund meint dazu, jemand habe sich »das Gehirn weggesoffen«. Genauer gesagt, die Patienten verlieren bei diesem »amnestischen Syndrom« mehr oder weniger plötzlich die Orientierung und vor allem das Neugedächtnis. Im Gegensatz zur Demenz sind die intellektuellen Fähigkeiten noch weitgehend erhalten. Im Gegensatz zum Delir ist das Bewusstsein nicht getrübt oder durch Halluzinationen beeinträchtigt. Da beim Korsakow-Syndrom oft ein Mangel an Vitamin B1 vorliegt, wird dieses Vitamin im akuten Zustand hochdosiert als Medikament gegeben, um zu retten, was zu retten ist. Doch die Entwicklung ist langwierig. Oft kann man noch nach Monaten eine deutliche Besserung erreichen. Manche Patienten finden allerdings aus diesem Zustand nicht mehr heraus oder enden in einer Alkoholdemenz. Der Schauspieler Harald Juhnke erlitt am Ende seines Lebens durch fortgesetzten Alkoholkonsum einen schweren Orientierungs- und Gedächtnisverlust. Halluzinose und Amnestisches Syndrom sind organisch psychische Störungen, die auch aus anderer Ursache vorkommen können. Welches Organ durch den Alkoholismus am meisten betroffen ist, das ist im Übrigen zumeist erblich bedingt.

Menschen, die abhängig sind von illegalen Drogen, vertragen sich meistens nicht gut mit den anderen Süchtigen. Aber sie sind vor allem den Normalen ein Dorn im Auge. Diese flippigen jungen Patienten, oft ohne Arbeitserfahrung, leben nur noch für den Kick, das ganz kurze und ganz intensive Hochgefühl. Doch bald treibt sie nur noch die Angst vor dem Entzug von einem Zusammenbruch zum nächsten. Dabei ist Cannabis, Haschisch, gewiss weit weniger zerstörerisch als Heroin. Die Organschädigungen durch Haschisch sind sogar geringer als durch Alkohol. Das hat in jüngster Zeit zur Verharmlosung von Haschisch geführt. Doch dafür besteht kein Anlass. Denn Haschisch wird im Gegensatz zu Alkohol ausschließlich wegen der angestrebten künstlichen Bewusstseinsveränderung konsumiert. Das birgt erheblich größere Gefahren. Und so ist es kein Wunder, dass Haschisch de facto bei vielen die Einstiegsdroge für eine verhängnisvolle Drogentragödie ist.

Von Haschisch kann man noch leichter loskommen. Die Entzugserscheinungen sind milder. Dagegen ist die Abhängigkeit und der Entzug von Heroin erheblich heftiger. Die Abhängigkeit tritt auch schneller ein. Ich erinnere mich gut, dass ich eine Haschisch konsumierende junge Frau behandelte, die es schließlich schaffte, den Haschischkonsum zu beenden. Da nahm sie eines Tages Heroin. Plötzlich war die Patientin völlig verändert. Sie entglitt sich, ihren Angehörigen und auch der therapeutischen Beziehung. Im letzten Moment gelang es, sie zu einer Entgiftung zu bringen, und sie schaffte es. Heute ist sie glücklich verheiratete Mutter.

Entscheidend ist die Prävention. Es muss gelingen, den ersten Konsum zu verhindern. Dazu ist es wichtig, dass junge Leute in einem Umfeld heranwachsen, in dem die wichtigsten Mitmenschen nicht leichtfertig mit Suchtmitteln umgehen, und dass statt des passiven Genusses durch den »Kick« das Leben aktiv gestaltet werden kann.

Illegale Drogen haben auch ihre Geschichte. Da waren die Morphinisten des 19. Jahrhunderts, vor allem aber die Opiumhöhlen, mit denen die westlichen Kolonialmächte China wehrlos zu machen versuchten. Immerhin führten die Briten zwei regelrechte Opiumkriege, um den chinesischen Kaiser zu zwingen, das Opium weiter einführen zu lassen. Am Ende gab es 100 Millionen Opiumkonsumenten in China. Dieser unglaubliche Zynismus der Europäer erklärt zur Genüge manches antiwestliche Vorurteil geschichtsbewusster Chinesen. Die Flower-Power-Typen der 68er-Generation hatten in LSD die Superdroge, die die Welt halluzinatorisch schon so aussehen ließ, wie man es gern hätte. Wenn da nur nicht die Horrortrips gewesen wären, die plötzlich über einen herfallen konnten. Auch mit Haschisch gab es ja die unangenehmen »Flash-backs«, die noch Wochen nach Cannabiskonsum eintreten konnten, Zustände plötzlicher Panik. Kokain war dann die Partydroge der Schönen und Reichen und derer, die – koste es, was es wolle – dazugehören wollten. Zwar gibt es da kaum eine körperliche, aber eine massive psychische Abhängigkeit, die das Leben genauso gründlich ruinieren kann wie all die anderen bewusstseinsverändernden Verrücktmacher, die Designerdrogen und Aufputscher, mit denen man sich selbst in den Orcus pulvern kann. Doch was den Drogenkonsum weltweit vorantreibt, ist letztlich nicht die irregeleitete Gier der Opfer nach Glück. Es ist die maßlose Gier der Dealer nach Geld, die den Drogenmarkt unter Dampf hält.

Heroin ist wie diese schrecklichen pinkfarbenen Joghurts ein Produkt von Bayer-Leverkusen. Als die Substanz Ende des 19. Jahrhunderts hergestellt wurde, um Schmerzen und Husten zu bekämpfen, hatte man noch keine Ahnung, dass man damit eine der gefährlichsten Drogen überhaupt in die Welt gesetzt hatte. Die Abhängigkeit, die schon nach einmaligem Konsum eintreten kann, ist massiv, der körperliche Entzug höchst unangenehm und Drogenpsychosen sind eine gefährliche Komplikation. Über den Heroinentzug gab es lange heftige Debatten. Vor Jahren kannte man nur den »kalten Entzug«, das heißt, dass der Patient stationär aufgenommen wurde, keine Medikamente mit Suchtpotenzial bekam und einen kurzen Entzug durchlebte. Da es merkwürdigerweise keine Selbsthilfegruppen für Drogenabhängige gibt, kam anschließend eigentlich nur eine rigide mehrmonatige Langzeittherapie in einer Fachklinik in Frage. Heilige Schwüre des Drogenabhängigen, dass er bis ans Ende seiner Tage clean leben wollte, waren selbstverständlich. Auf die Härte der Droge reagierte man mit »harten« therapeutischen Maßnahmen. Doch so gut wie keiner ging hin! Die meisten Patienten nahmen diese Therapieangebote einfach nicht an. Die Zahl der jungen Drogentoten nahm dramatisch zu. So ging man neue Wege. Man verließ den dogmatischen harten Kurs und schuf so genannte niedrigschwellige Angebote. Besonders umstritten war der Einsatz der Ersatzdroge Methadon. Dieses Mittel hat ein noch höheres Abhängigkeitspotenzial als Heroin. Es erleichtert aber einerseits den Entzug, andererseits kann man schwer Abhängige durch dauerhafte Substitution (Ersetzung des Heroins durch Methadon) aus der kriminellen Szene nehmen. Konnte es ärztlich vertretbar sein, Menschen ein Suchtmittel zu verordnen, nur damit die Gesellschaft weniger Einbruchdiebstähle zu beklagen hat? Doch entscheidend war, dass auf diese Weise tatsächlich mehr Drogenabhängige in Behandlung kamen und schwer Abhängige vor Verelendung und Tod bewahrt wurden. Während sie den »kalten Entzug« fürchten, lassen sie sich auf den »warmen Entzug« mit Methadon eher ein. Oft kommen sie nur, um sich eine Auszeit von der Szene zu nehmen. Und dann, erstmals seit Langem klar im Kopf, überlegen sie manchmal doch, ob sie nicht den Ausstieg versuchen sollten.

Drogenabhängige zeigen all den konsumversessenen Normalen, die irrsinnigerweise Glück und den Sinn des Lebens mit viel Geld für machbar halten, wohin diese Reise in letzter Radikalität führt. Der Drogenabhängige glaubt mit wahnsinniger Intensität, dass der Kick, dass also das Glück aus eigenen Kräften machbar sei, mit viel Geld, eben mit der Droge. Auf diese Weise entlarven die Drogenabhängigen in schrillen Farben die Pathologien einer wild gewordenen Autonomie. Der letzte Ernst jeder menschlichen Existenz tritt uns hier ungeschminkt entgegen: Die unvermeidlichen Grenzsituationen Schuld, Kampf, Leiden und Tod, wie der Philosoph Karl Jaspers sie nannte. Jeden holen sie eines Tages ein. Und so sind Drogen oft allenfalls die künstliche Antwort auf die alle beunruhigende, ins Nichts verhallende tiefe Frage nach dem Sinn des Lebens. Drogenabhängige tun also nur mit letzter Konsequenz das, was im Grunde alle sehnsüchtig erstreben und was doch ein Irrweg ist. Daher ist das Suchtproblem auch nicht endgültig lösbar und Drogenabhängige sind durch ihre schiere Existenz eine Provokation für die Gesellschaft der ach so Normalen, die ihre eigenen Pathologien lieber verdrängt. Auf solche Provokationen aber reagieren die Normalen mit Ausgrenzung.

Um Glück durch Geld geht es auch bei der Spielsucht, der wichtigsten der heute um sich greifenden, so genannten nichtstoffgebundenen Süchte. Als ich meinen ersten Spielsüchtigen behandelte und bei ihm einen heftigen körperlichen Entzug sah mit Schwitzen, Unruhe, Zittern etc., wollte ich das zuerst gar nicht glauben. Auch hier wurden inzwischen spezialisierte Entzugsprogramme organisiert. Im Grunde kann fast jedes Verhalten süchtig entgleiten. Bei allen therapeutischen Maßnahmen muss aber immer die Frage im Zentrum stehen: Was kann der Süchtige tun anstelle des süchtigen Verhaltens. Je mehr es gelingt, solche sinnvollen Wege (wieder) zu finden, desto eher kann der Patient dauerhaft auf sein süchtiges Verhalten verzichten.

So ist die Sucht der Preis für das utopische und doch mit allen Kräften von den Normalen betriebene Projekt der Machbarkeit des Glücks. Dieses zum Scheitern verurteilte Projekt wird nie enden, so lange es Menschen gibt. Und die immer weiter steigende Zahl der feinfühligen Süchtigen zahlt die Zeche für den schwindelerregenden Leichtsinn aller.

III Irren ist menschlich – Die Schizophrenie

1. Schizophrenie im Selbstversuch – Was eine Psychiatrie mit einem Ministerium gemein hat

Irgendetwas stimmt hier nicht. Dieses Buch ist merkwürdig. Immer wieder kommt der Anfangsbuchstabe meines Nachnamens in auffälligen Kombinationen vor. Einige Geschichten erinnern mich an eigene Erlebnisse, die der Lütz doch gar nicht kennen kann. Wie ist mir dieses Buch überhaupt in die Hände gespielt worden? Der Mann im Buchladen hat mich auch schon so eigenartig angeschaut. Lächelte er nicht irgendwie hintergründig? Wer hat mich so intensiv auf dieses Buch verwiesen, dass ich es jetzt lese? Und was sollte das eigentlich? Warum soll ausgerechnet ich dieses Buch über Psychiatrie lesen? Will mich da jemand verrückt machen? Will man mich irgendwie in die Psychiatrie bringen? Und jetzt lese ich noch diese Sätze! Wird damit jetzt gleich die Katze aus dem Sack gelassen? Wird nicht jetzt gleich, während ich über meine drohende Einlieferung in die Psychiatrie lese, jemand hereinkommen und mich in freundlich einfühlsamem Ton auffordern, meine Sachen zu packen und einfach mal mit ins Krankenhaus zu kommen? Gerade spüre ich auch so einen leichten Druck auf dem Magen. Woher kommt der denn plötzlich? Irgendwie ist ja auch das Zimmer, in dem ich hier bin, merkwürdig. Der Griff am Fenster zeigt auf mich. Warum? Das Bild an der Wand hängt etwas schief. Was soll mir das sagen? Irgendwie ist das hier doch alles arrangiert. Auch der Mensch, dem ich eben begegnete, bevor ich mich zum Lesen zurückzog, reagierte nicht wie sonst. Seine Worte selbst waren zwar nicht besonders auffällig, aber es schwang da bei genauem Hinhören etwas mit. Jetzt soll ich die Seite umblättern, warum ausgerechnet jetzt?

Muss ich jetzt unbedingt weiterlesen? Was passiert, wenn ich jetzt das Buch schließe? Ist das dann das Zeichen für etwas Furchtbares? Ich hatte ja schon länger so ein Gefühl ... Passiert es jetzt? Im nächsten Moment? Es ist alles so unheimlich. Irgendwie unwirklich. Nicht so wie sonst. Aber was steckt eigentlich dahinter? Wer führt da etwas gegen mich im Schilde? Warum outet der sich nicht? Warum diese ganze Heimlichtuerei? Doch je mehr ich darüber nachdenke, fällt mir wieder dieser Buchhändler ein. Er lächelte ja so merkwürdig. Wahrscheinlich steckt der dahinter. Ja, klar, der hat das alles organisiert! Der hat mir dieses manipulierte Buch mit all den indirekten Botschaften in die Hände gespielt, der will mich verrückt machen, mich demütigen, mich fertigmachen. Der hat auch hier im Zimmer mit irgendwelchen undurchsichtigen technischen Methoden einige Auffälligkeiten produziert. Vielleicht bestrahlt er auch meinen Magen mit irgendwelchen unsichtbaren Laserstrahlen. Dieser Kerl steckt hinter allem! Jetzt ist es klar! Aber von dem werde ich mich nicht so schnell unterkriegen lassen! Ich lasse mich nicht mit Strahlen terrorisieren! Ich lasse mich nicht verrückt machen! Ich bin nicht verrückt! Meine Umgebung ist verrückt gemacht – von diesem widerlichen Buchhändler.

Wie geht es Ihnen, lieber Leser? Vielleicht gerade mal nicht so gut. Denn was Sie soeben möglicherweise einen kurzen Moment lang erlebt haben, ist eine so genannte Wahnstimmung, aus der sich ein konkreter Wahn entwickelte. Sie haben erleben können, dass die Wahnstimmung ausgesprochen unheimlich ist und dass dann das Auftauchen eines konkreten Wahns – dass der Buchhändler hinter allem steckt – geradezu erleichternd wirkt. Vielleicht können Sie daher auch ein bisschen verstehen, warum man einen Wahnkranken von seinem Wahn durch Gespräche nicht abbringen kann, denn während das Ich sich in der Wahnstimmung fast aufzulösen droht, gibt der Wahn, der Buchhändler stecke hinter allem, wieder eine gewisse Sicherheit. Eine kranke Sicherheit zwar, aber kranke Sicherheit ist immer noch besser als die Auflösung des Ich.

Die Verunsicherung des Ich vom Kern her, die Unfähigkeit, mit diesem Ich Wichtiges von Unwichtigem zu unterscheiden, und daher das Gefühl, der Fülle der Eindrücke, die man empfängt, hilflos ausgeliefert zu sein, das ist die Grundstörung bei der Schizophrenie. Schizophrenie ist also keine »Persönlichkeitsspaltung«, wie man manchmal hören kann, weil es – aus dem Griechischen übersetzt – »Seelenspaltung« heißt. So etwas wäre eher eine »Multiple Persönlichkeit«. Schizophrenie ist etwas anderes: Jeder weiß normalerweise, was es heißt, wenn er »Ich« sagt. Genau das aber ist dem Schizophrenen zweifelhaft geworden. Was ist er selbst, was macht seine Umwelt? Sind die Stimmen, die er und nur er hört, die seine Handlungen kommentieren, ihm Befehle erteilen oder die miteinander über ihn reden, Stimmen von ihm selbst oder doch in Wahrheit Stimmen von anderen? Sind seine Gedanken, die er sogar manchmal laut hören kann, seine eigenen Gedanken, oder sind sie in Wirklichkeit von außen eingegeben? Und können umgekehrt seine eigenen Gedanken von anderen gehört werden oder gar durch andere ihm entzogen werden? Ist er noch Herr im eigenen Haus oder wird der eigene Wille in Wahrheit fremdgesteuert? Sind seine körperlichen Gefühle von außen – durch Strahlen oder Ähnliches – gemacht und daher gar nicht seine eigenen Gefühle? Sind nicht irgendwelche Leute hinter ihm her, steht ihm nicht der sichere Tod bevor? Sind die Dinge, die er wahrnimmt, irgendwie alle auf ihn bezogen? – Für einen akut schizophren Erkrankten sind all das keine Fragen. Es sind Gewissheiten, die gewisser sind als Ihre vergleichsweise schwache Überzeugung, dass Sie im Moment ein Buch lesen, in dem merkwürdige Dinge beschrieben werden. Eine solche durch Argumente unkorrigierbare Gewissheit nennt man Wahn.

Der akute schizophrene Schub ist für den betreffenden Menschen anstrengend und existenziell erschütternd. Deswegen werden auch die existenziell am tiefsten reichenden Überzeugungen des Menschen bei dieser Erkrankung aufgerufen. Daher sind religiöse Themen nicht selten. Das heißt nicht, dass die Religion jemanden in die Schizophrenie treiben kann, sondern dass diese Erkrankung sich solche Inhalte sucht. Da meint dann jemand, der nie viel mit der Kirche am Hut gehabt hat, er sei Gott oder Christus oder der Papst. In einem weniger religiös geprägten Umfeld werden sich Schizophrene andere Inhalte suchen.

Die Krankheit selbst ist von diesen Inhalten und auch von sonstigen gesellschaftlichen Einflüssen weitgehend unabhängig. Man hat festgestellt, dass in allen Kulturen von Europa bis zur Südsee der Prozentsatz an Schizophrenen ungefähr gleich ist: Etwa 1 Prozent der Menschen sind irgendwann in ihrem Leben mal schizophren. Das ist eigentlich ziemlich viel. Hätten Sie erwartet, dass statistisch in einer Gruppe von 100 Menschen, denen Sie begegnen, wahrscheinlich einer früher mal, später mal oder jetzt aktuell schizophren ist? Gewiss, manche Schizophrene sind in stationärer Behandlung – aber nur sehr wenige. Manche chronisch Schizophrene leben in Heimen oder anderen spezialisierten betreuten Wohnformen. Aber sie leben ansonsten ganz normal in der Gesellschaft, fahren Bus und Bahn und man sieht ihnen die Schizophrenie nicht an. Vor allem aber ist es ein immer noch weit verbreiteter Irrtum, zu denken, die Diagnose Schizophrenie bedeute, lebenslang »verrückt« zu sein.

An diesem öffentlichen Vorurteil ist die Psychiatrie nicht ganz unschuldig. »Dementia praecox« – vorzeitige Verblödung, hatte Emil Kraepelin 1893 die Schizophrenie genannt. Und der Ausdruck »Schizophrenie«, von Eugen Bleuler 1911 erfunden, war auch nicht besonders gescheit. Beides ist aus heutiger Sicht grober psychiatrischer Unfug. Seelenspaltung ist, wie schon erläutert, ein missverständlicher Begriff und Schizophrenie geht eben gerade nicht mit einer Intelligenzminderung einher. Schizophrene sind oft brillante Schüler, die plötzlich von der Krankheit erwischt werden, differenzierte Akademiker und nicht selten besonders feinsinnige Menschen, die aufgrund einer erblichen Belastung meist zwischen dem 20. und 40. Lebensjahr erkranken. Früher hat man intelligenzgeminderte Menschen und psychisch Kranke in den Heil- und Pflegeanstalten zusammengesperrt. Das hat beiden Menschengruppen nicht gutgetan und die Vorurteile über die »Irren« massiv verstärkt. Die Wahrheit ist, dass der durchschnittliche Intelligenzquotient in einer psychiatrischen Klinik und im Bundesgesundheitsministerium mutmaßlich völlig identisch ist. Ernsthaft!

Eines Tages rief mich ein Theologieprofessor an. Eine seiner ehemaligen Schülerinnen, inzwischen Lehrerin, sei plötzlich höchst merkwürdig geworden, ob ich sie mir einmal ansehen könne. So betrat eines Tages eine überhaupt nicht merkwürdig aussehende, gepflegt gekleidete junge Frau mein Büro. Sie habe großes Vertrauen zu diesem Theologieprofessor, und nur weil der sie gedrängt habe, zu mir zu kommen, sei sie nun da. Sie habe in letzter Zeit ungewöhnliche Erlebnisse gehabt, aber krank fühle sie sich nicht. Ich erfuhr, dass sie verheiratet sei, zwei kleine Kinder habe, die Ehe sei stabil. Seit einigen Jahren sei sie Lehrerin an einem Gymnasium. Die Tätigkeit mache ihr Freude. Das Gespräch war eigentlich bis dahin völlig unauffällig, hätte ich ihr nicht eine gewisse Unruhe angemerkt. Und so fragte ich sie, was denn wohl den Theologieprofessor veranlasst haben mochte, sie zu mir, einem Psychiater, zu schicken. Sie hielt inne. Ihr prüfender Blick musterte mich kurz. Ich wies nochmals ausdrücklich auf die ärztliche Schweigepflicht hin. Und so begann sie langsam zu berichten, dass sie sich in den vergangenen Wochen eigenartig erleuchtet gefühlt habe. Sie sei sich zwischenzeitlich nicht sicher gewesen, ob sie nicht vielleicht Christus sei. Zuletzt sei sie zur Gewissheit gelangt, sie zögerte kurz, dass sie – der Prophet Elias sei.

Ich war überrascht. Sie hatte das in einem selbstgewissen Ton gesagt, der keinen Zweifel duldete. Ich fragte nach, ob sie das irgendjemand anderem schon gesagt habe. Nein, sie habe das dem Theologieprofessor nur angedeutet, der habe es aber nicht richtig verstanden. Wie es denn im Religionsunterricht sei, fragte ich. Ja, das sei schwierig. Gerade sei der Prophet Elias in der Oberstufe dran gewesen, aber sie habe sich nichts anmerken lassen. Ich gab vorsichtig zu bedenken, dass Elias eine Prophetengestalt des Alten Testamentes sei und dass es nicht nachvollziehbar sei, wie sie nun dieser Prophet sein sollte. Aber die Patientin war in dieser Frage vernünftigen Argumenten nicht zugänglich. Irgendwie war ihr aber klar, dass sie bei Bekanntwerden dieser ihrer Überzeugung berufliche Probleme bekommen könnte. Außerdem schlief sie in letzter Zeit schlecht. So gelang es mir, sie zu überzeugen, ein neuroleptisches Medikament einzunehmen. Ich hatte ihr auch einen stationären Aufenthalt angeboten, um sie aus der für sie zweifellos anstrengenden Situation herauszunehmen. Aber das wollte sie nicht. Es blieb also nichts anderes übrig, als nach Ausschluss körperlicher Ursachen eine ambulante Behandlung zu versuchen.

Schon beim nächsten Termin berichtete sie über eine gute Wirkung des Medikaments. Sie schlafe besser. Sie erzählte jetzt auch, dass sie schon über lange Zeit die Stimme Gottes gehört habe, der sie berufen, ihr Anweisungen gegeben und ihr Verhalten kommentiert habe. Doch diese Stimmen habe sie nun nicht mehr gehört. Die Überzeugung, der Prophet Elias zu sein, hatte sie freilich immer noch. Vor allem der Religionsunterricht sei sehr mühsam. Sie wollte sich aber nicht krankschreiben lassen, um nicht aufzufallen, und außerdem sei sie ja auch nicht krank. Die Behandlung machte weitere Fortschritte, die Nebenwirkungen des Medikaments hielten sich in Grenzen, der Patientin kamen Zweifel und sie begann, sich von ihrem Wahn, der Prophet Elias zu sein, zu distanzieren. Schließlich war sie wieder gesund. Der Wahn war überwunden. Sie konnte überhaupt nicht mehr verstehen, wie sie auf diesen unsinnigen Gedanken gekommen war. Aber es war Gott sei Dank vorbei. Wir machten noch einige Termine aus, um sicherzugehen, dass dem Frieden auch zu trauen sei. Keiner der kranken Gedanken kam zurück. Noch Jahre später erfuhr ich von der Patientin, dass sie weiterhin erfolgreich ihr Leben lebe.

Es gibt verschiedene Formen der Schizophrenie. Die häufigste ist die paranoid-halluzinatorische Form, unter der auch die Lehrerin litt. In den akuten Phasen ist der Patient wahnhaft und hat akustische Halluzinationen, hört also Stimmen. Diese Form spricht gut auf eine Behandlung mit Neuroleptika an.

Die hebephrene Form (vom Griechischen: hebe = Jugend) beginnt meist sehr früh in der Jugend, zeigt einen weniger gut beeinflussbaren schleichenden Verlauf, der junge Patient redet geschwollen und läppisch daher und verliert im Gespräch und in seinem Leben immer mehr den Faden. Es gibt keinen klaren Hinweis auf Halluzinationen oder Wahn, aber die Affektivität, die Gefühlswelt, ist betroffen. Wie bei allen Formen der Schizophrenie, hier aber besonders, entsprechen die Stimmung und der Gesichtsausdruck des Patienten nicht unbedingt dem, was er sagt. Seine emotionale Mitschwingungsfähigkeit im Gespräch ist nur gering ausgeprägt.

Die so genannte Schizophrenia simplex steht dem nahe. Sie zeigt nur den so genannten »Knick in der Lebenslinie«, eine allgemeine Reduktion der Dynamik, und der Patient versandet dann irgendwie. Er entwickelt keine »positiven Symptome« wie Halluzinationen und Wahn, sondern »negative Symptome« wie Verflachung der Affekte, Antriebsminderung sowie Störungen von Konzentration und Aufmerksamkeit. Es können auch die bei Schizophrenen häufigen, so genannten formalen Denkstörungen hinzukommen, die sich etwa in den Schwierigkeiten zeigen, die ein Schizophrener damit hat, Sprichworte richtig zu verstehen. Wenn er erklären soll, was der Spruch bedeutet »Wer anderen eine Grube gräbt, fällt selbst hinein«, wird er vielleicht darauf hinweisen, dass es viele Fälle gibt, Überfälle, Ausfälle, Einfälle etc. Auch humorvolle Bemerkungen können manchmal – keineswegs immer! – falsch verstanden werden. Ferner zeigt sich nicht selten eine ausgeprägte Unentschiedenheit. In extrem psychotischen Zuständen kann der Gedankengang eines schizophrenen Patienten abreißen oder völlig durcheinandergeraten, »zerfahren« werden, wie man das nennt. Dann springen die Patienten gedanklich unzusammenhängend von einem Thema zum anderen »Dreimal drei ist Donnerstag, Neujahr fällt auf den ersten ...«, pflegte unser – nicht schizophrener – Englischlehrer bisweilen zu sagen und präsentierte damit eine klassische Zerfahrenheit. Es kommen fantasievolle neue Wortbildungen vor, die Sprache kann aber auch bis zum ausgeprägten Wortsalat verändert sein. Formale Denkstörungen können bei allen Formen der Schizophrenie mehr oder weniger ausgeprägt vorkommen. Bei der Schizophrenia simplex sind sie allenfalls angedeutet und die »Negativsymptome« bestimmen das Bild, wie auch beim schizophrenen Residuum, dem chronischen Restzustand der Schizophrenie. Die älteren Neuroleptika konnten da übrigens kaum helfen, während die neuere Generation dieser Medikamente auch dort eine gewisse Wirkung zeigt.

Die letzte Form, die katatone Schizophrenie, diagnostizierten die alten Psychiater vor 100 Jahren noch häufig. Die Patienten sind angespannt und stehen oft in skurrilen Verrenkungen stundenlang im Raum. So etwas sieht man heute kaum noch.

2. Gute Nachrichten – Eine unheimliche Krankheit verliert ihren Schrecken

Ein Drittel der Schizophrenen wird vollständig gesund. Ein Drittel behält ein kleines Defizit, das die Betreffenden aber nicht daran hindert, einem Beruf nachzugehen. Ein weiteres Drittel bleibt chronisch krank, wobei bei einem Drittel davon später sogar noch ein so genannter »zweiter positiver Knick« eintritt. Je akuter der Beginn einer solchen Psychose, desto besser ist die Prognose. Solche Auskünfte sind übrigens für die Angehörigen, die völlig verzweifelt neben einem komplett verrückten Patienten sitzen, sehr wichtig. Wenn eine psychotische Entwicklung schleichender einsetzt ohne Halluzinationen und klaren Wahn, dann ist der Verlauf oft viel schwieriger. Für chronisch Schizophrene gibt es inzwischen so gute Hilfen, dass sie mit ihrer Erkrankung ein durchaus glückliches Leben führen können. Oft sind sie weiser als ihre »normalen« Freunde, denn sie haben schwere Lebenskrisen erfolgreich bewältigt und sie haben dabei im Wortsinne fantastische Erfahrungen gemacht, die zwar oft leidvoll waren, aber dem Leben andererseits eine einmalige Färbung gegeben haben. So ist das Wort »Schizophrenie« heute leider vor allem missverständlich.

Denn all den Horrorbildern, die man früher damit verband, sind längst die Grundlagen entzogen.

Am unsinnigsten setzen die »Normalen« das Wort Schizophrenie ein. Sie missbrauchen es als Schimpfwort und nennen gern das Verhalten eines gegnerischen »Normalen« schizophren, wenn sie sagen wollen, dass es in sich widersprüchlich oder völlig unsinnig ist. Doch es sind eben gerade die Normalen, die sich nicht selten aus wenig erfreulichen Gründen selbstwidersprüchlich und völlig unsinnig verhalten. Wirklich Schizophrene verbinden dagegen mit ihrem auffälligen Verhalten keine bösen Absichten. Sie sind in ihrem Wahn völlig konsequent, und das ganze Wahngebäude ist in sich höchst sinnvoll organisiert, es ist in sich schlüssig. Nur die – wahnhaften – Grundannahmen sind eben falsch. An Intelligenz und strategischem Denken nimmt es ein Schizophrener, der unter Verfolgungswahn leidet, mit jedem Generalstabsoffizier auf, nur dass der Generalstabsoffizier sich zumindest mit seinem befehlshabenden Kommandeur darüber einig ist, dass es den Feind wirklich gibt. Der Schizophrene dagegen ist bei dieser Überzeugung ganz auf sich allein gestellt. Doch es gibt Fälle, da gelingt es Schizophrenen, einen anderen Menschen, etwa die Ehepartnerin, wenn diese eine bestimmte Persönlichkeitseigenart mitbringt, so vom eigenen Wahn zu überzeugen, dass man als Psychiater vor einer so genannten »Folie à deux« steht. Da sammeln dann beide Ehepartner eifrig Folien gegen Laserstrahlen, die sie ums Ehebett binden. Da schreibt die Ehefrau empörte Briefe an alle möglichen Behörden und verweigert den Herrschaften vom Gesundheitsamt, die eigentlich bloß den Mann in Behandlung bringen wollen, den Zutritt zur Wohnung. In solchen Fällen steht dann ein etwas verwirrtes Gesundheitsamt an der Wohnungstür. Nachdem man sich einigermaßen gefangen hat, muss man jetzt erst mal herausbekommen, wer denn hier der wirklich »Verrückte« ist.

Sobald übrigens der Patient für seine Überzeugung die Mehrheit bekommt und der Psychiater der einzige ist, der fest davon überzeugt ist, dass der Patient krank ist, spätestens dann bekommt dieser Psychiater ein Problem und braucht nette Kollegen, die ihm professionell und einfühlsam helfen. Daher ist es ratsam, bei überzeugenden Gegenargumenten zeitig die Kurve zu kriegen. Wir hatten in unserer Klinik einmal einen Patienten zur Aufnahme bekommen, der felsenfest behauptete, in seinem Vorgarten sei nachts eine portugiesische Band aufgetreten und habe ihm die Nachtruhe geraubt. Da es sich um ein entlegenes Eifeldorf handelte, hatten wir schon die verschiedensten diagnostischen Hypothesen erwogen. Als wir dann zur Abrundung der Exploration noch die Angehörigen zu Hause anriefen, stellte sich zu unserer Verblüffung heraus, dass tatsächlich in diesem verlassenen Dorf kürzlich eine portugiesische Band aufgetreten war. Auch Psychiater können irren, und je schneller sie das merken, desto besser für die Patienten, aber auch für die Psychiater, denn wie gesagt, sonst kommen jene verständnisvollen Kollegen ...

Es gibt auch einige andere Störungen, die mit Wahn einhergehen, aber das Vollbild der Schizophrenie nicht erreichen. Die Paranoia ist eine solche Erkrankung. Dazu gehört auch der so genannte sensitive Beziehungswahn. Hier sind die primär schüchternen, hochgradig kränkbaren Frauen, die das nicht selten betrifft, ganz von ihrem Wahn ergriffen, aber ansonsten total fit, so fit, dass das Objekt ihres Beziehungswahns, oft eine irgendwie hochgestellte Persönlichkeit, an den Rand der Verzweiflung gebracht wird. Ich habe eine Patientin erlebt, die sich sogar durch Gerichtsbeschlüsse nicht davon abhalten ließ, einen evangelischen Pfarrer Tag für Tag mit ihren Liebesbezeugungen zu traktieren. Sie hörte keine Stimmen, war auch sonst lebenstüchtig, nur von ihrem aussichtslosen Liebeswahn kam sie nicht los.

Hochgestellte Persönlichkeiten spielen auch bei einer ausgewachsenen Schizophrenie eine große Rolle. Eine chronisch schizophrene Patientin, die kommentierende Stimmen hörte und schon seit Langem auffällig war, berichtete bei der Aufnahme, sie müsse unbedingt zum Papst nach Rom. Sie müsse dringend mit ihm sprechen, er habe auch schon Kontakt mit ihr aufgenommen. Er habe ihr bestimmte eindeutige Zeichen gegeben. Sie lächelte glücklich, als sie das sagte. Sie war natürlich nicht krankheitseinsichtig, war nur auf Drängen von Angehörigen ins Krankenhaus gekommen, verweigerte aber die Medikamente. Wir versuchten, einen vertrauensvollen Kontakt mit ihr zu bekommen, denn sie war zu Anfang sehr misstrauisch und versuchte, wie viele erfahrene Patienten, ihre Wahnthematik zu verbergen, da sie immer wieder auf Unverständnis gestoßen war. Als sie dann zutraulicher wurde, berichtete sie, sie müsse den Papst unbedingt dazu bringen, den Zölibat aufzuheben, und wenig später offenbarte sie uns, sie müsse nämlich den Papst heiraten. Das war eigentlich alles sehr folgerichtig, wie man sich überhaupt in schizophrenes Denken mit der Zeit ganz gut hineinversetzen kann – ohne es natürlich zu teilen!

Schizophrene Patienten entwickeln bisweilen ganze Wahnsysteme. Ich erinnere mich an einen Patienten, den ich in einem Eifeldorf aufsuchte. Fünf Meter vor dem Ortsschild stand ein Sackgassenschild, das Dorf lag im Nebel. Alles wirkte ziemlich unheimlich. Ich wusste, dass der Patient der Auffassung war, kleine grüne Männchen würden ihn belagern, überall sah er sie auf den Zäunen sitzen. Er war der festen Überzeugung, sie wollten ihn fertigmachen. Fast konnte ich das in dieser nebligen Atmosphäre nachvollziehen. Und so waren der Patient und ich schließlich doch erleichtert, als wir im Krankenhaus ankamen. Es gibt Wahnsysteme voller fantastischer Vorstellungen von geradezu kosmischen Ausmaßen. Ein Patient verschenkte an mich regelmäßig ganze Galaxien, warnte mich vor intergalaktischen Bedrohungen und war bei der Mitteilung all dieser ihn bedrängenden unglaublichen Ideen doch stets höflich und liebenswürdig. Schizophrene Patienten umgibt manchmal eine beinahe sakrale Aura. Sie halten sich unbewusst die Menschen mit ihren allzu bedrängenden Emotionen vom Leib oder, besser, von der Seele, um ihre labile Ich-Umwelt-Schranke nicht unnötig zu irritieren. So kommt man ihnen nicht wirklich nah, bleibt in respektvollem Abstand, obwohl diese Patienten oft so anrührend sind, viel anrührender als manche plumpe schulterklopfende Normale.

»Low-expressed emotions«, schwach ausgeprägte Emotionen, so haben amerikanische Studien das ideale Umfeld für Schizophrene charakterisiert. Wenn in der Familie dagegen »high-expressed emotions«, stark ausgeprägte Emotionen, herrschen, wird der Schizophrene statistisch häufiger und länger krank. Wenn ein schizophrenes Einzelkind von seinen besorgten Eltern immer genau beobachtet wird und auf diese Weise auch alle Nöte und Sorgen der Eltern mitbekommt, dann ist das nicht unbedingt gut für dieses Kind. Besser ist es, wenn eines von zehn Kindern schizophren ist, stets mit dabeisitzt, wobei sich aber niemand allzusehr um es kümmert.

3. Die Contergankatastrophe der Psychologie – Über Ursachen und Wirkungen

Doch so etwas ist leichter gesagt als getan und vor allem leichter an der Universität erforscht als in der Familie gelebt. Was haben Eltern von Schizophrenen nicht alles über sich ergehen lassen müssen! Da war die Contergankatastrophe der Psychologie, nämlich die These von der »schizophrenogenen Mutter«. Die Psychoanalytikerin Frieda Fromm-Reichmann hatte diese These in die psychoanalytische Welt gesetzt. Sie besagte, dass ein bestimmtes Mutterverhalten zur Schizophrenie des Kindes führe. Das klang zunächst einfach nach einer möglichen wissenschaftlichen Hypothese. Doch diese These hatte dramatische Auswirkungen. Wir Psychiater lernen schizophrene Patienten in der Regel kennen, wenn sie bereits schizophren sind, und können dann versuchen, diesen Menschen zu helfen. Ich habe aber einmal erlebt, wie ein gesundes, vitales achtzehnjähriges Mädchen ausgeprägt schizophren wurde. Das gehört wohl zu den erschütterndsten Erfahrungen meines Lebens. Wenn ich mir vorstelle, eine Mutter erlebt das bei ihrem eigenen Kind, muss das noch erheblich erschütternder sein. Wenn ich mir dann aber vorstelle, man beschuldigt eine solche Mutter, sie sei daran schuld, so gehört das zum Schlimmsten an seelischer Grausamkeit, was ich mir ausmalen kann. Die Theorie von der »schizophrenogenen Mutter« führte zu zahlreichen

Muttersuiziden. Nach zehn Jahren hat die Psychoanalyse die Theorie verworfen, weil die angeblich krankheitsauslösenden Verhaltensweisen viel zu unspezifisch waren und darüber hinaus ganz unterschiedliche Auswirkungen hatten – aber die Mütter waren tot.

Natürlich kann man gute Ratschläge geben, wie man mit schizophrenen Patienten umgehen soll: strukturiert, nicht zu bedrängend, nüchtern und nicht zu emotional. Aber machen Sie das mal als Eltern! Wenn Sie sehen, wie Ihr Kind sich merkwürdig verändert, sich immer mehr zurückzieht, womöglich alle Sozialkontakte abbricht, nicht annähernd mehr die gewohnten Leistungen bringt. Wenn also der »Knick in der Lebenslinie« eintritt, der vor allem schleichend sich entwickelnde schizophrene Erkrankungen kennzeichnet, dann reagieren Sie mal nüchtern und nicht zu emotional! Dann versuchen Sie mal, nicht »überprotektiv« zu sein! Die Verhaltensweisen der Eltern sind zumeist nicht Ursache, sondern Folge der Erkrankung.

Die Schizophrenie ist im Wesentlichen eine ererbte Erkrankung. Aber auch mit diesem Ausdruck muss man vorsichtig sein. Fragen mich Angehörige: »Ist das erblich?«, so antworte ich immer zunächst mit »Nein!«. Denn bei dieser Frage liegt meist die Vorstellung zugrunde, Schizophrenie würde sozusagen automatisch auf alle oder doch die meisten Kinder übertragen. Das ist aber falsch. Das Risiko in der Gesamtbevölkerung, an Schizophrenie zu erkranken, liegt, wie schon erwähnt, bei etwa einem Prozent. Das Risiko, dass das Kind einer schizophrenen Mutter schizophren wird, liegt bei etwa 12 Prozent, also mal gerade zwölfmal höher. Das bedeutet, dass bei 8 Kindern der Mutter durchschnittlich eines schizophren würde. Andererseits ist dieser Erbfaktor wichtig, um deutlich zu machen, dass Schizophrenie nicht durch falsches Elternverhalten entsteht. Mag sein, dass problematisches Verhalten mal einen Schub auslöst. Jeder »unspezifische Stress« kann das, wie Verliebtsein oder Enttäuschung, überschäumendes Glück oder tiefe Verzweiflung, aber auch bloß eine Lungenentzündung. Doch auch ohne diesen Stress wäre der Schub wahrscheinlich gekommen, nur vielleicht etwas später. Es ist ohnehin ein großer Unsinn, der noch durch viele Filme schwirrt, dass man einen Menschen »verrückt machen« kann. Man kann einen Menschen durch schwere Traumata gewiss psychisch schwer schädigen, die posttraumatische Belastungsstörung, die ich noch beschreiben werde, ist die dramatischste Folge davon, aber schizophren machen kann man niemanden.

Daher ist es so wichtig, bei Erstdiagnose einer Schizophrenie oder einer anderen schweren psychischen Erkrankung ausführlich mit den Eltern zu sprechen. Denn nach meiner Erfahrung stecken fast alle Eltern in dieser Situation voller Schuldgefühle. Sie fürchten, bei der Erziehung irgendetwas dramatisch falsch gemacht zu haben. Und vor diesem Hintergrund werde ich dann apodiktisch. Mit aller Autorität, die mir als Chefarzt zu Gebote steht, erkläre ich den Eltern, dass sie nichts, aber auch gar nichts zur Entstehung der Erkrankung beigetragen haben. Es ist wichtig, das zu wissen, zumal die Eltern nach dem Patienten sozusagen das zweite Opfer der Erkrankung sind, ja oft mehr leiden als die Patienten selbst. Denn unsere moderne individualistische Sicht des Menschen erweist sich vor allem bei psychisch Kranken als unzureichend. Jeder Mensch hat in Freude und Leid Bedeutung für andere. Diese anderen leiden mit, aber sie sind auch eine heilsame Hilfe. Daher sind Selbsthilfegruppen hilfreich, in denen sich Angehörige gegenseitig bestärken können und sich nicht mehr so mutterseelenallein fühlen in ihrer Not. Schlimm sind aber nicht nur die stillschweigenden Befürchtungen der Eltern selbst, alles falsch gemacht zu haben. Es gibt auch da wieder die unvermeidliche besserwisserische Verwandtschaft, die alles bloß vom Hörensagen weiß. Die munkelt unüberhörbar, dass bei dieser Mutter so eine Erkrankung ja kein Wunder sei, dass man es immer schon gewusst habe, und jetzt habe man den Schlamassel etc. Auch gegen solche Schläge in ohnehin offene Wunden muss man die Eltern der Patienten in Schutz nehmen. Übrigens hat fast jeder Mensch irgendwelche Angehörigen mit schwereren psychischen Erkrankungen. Man bekommt das nur deswegen so schlecht heraus, weil die Normalen das gern totschweigen.

Fragen Sie mal nach der »komischen« Tante und dem »merkwürdigen« Onkel. Jede Familie hat solche farbigen Gestalten, die von der langweiligen schwarz-weißen Restverwandtschaft peinlich verschwiegen werden.

Die Behandlung der Schizophrenie erfolgt vor allem durch Medikamente, die so genannten Neuroleptika. Zwar sind auch unterstützende psychotherapeutische Gespräche und verschiedene andere therapeutische Methoden wie Ergotherapie, Sporttherapie etc. nützlich. Doch man muss leider zugeben, das wesentliche Heilmittel sind hier nicht wir glänzenden Therapeuten, sondern banalerweise die Psychopharmaka. Zu Anfang der Medikamentenära war das noch umstritten. Es gab Psychotherapeuten, die ihren Ehrgeiz darein setzten, Schizophrenie ganz ohne Medikamente behandeln zu können. Solche Therapeuten haben inzwischen aber längst eingesehen, dass das ein Irrtum war. Nicht wenigstens zu versuchen, einem Schizophrenen die Hilfe der modernen Neuroleptika angedeihen zu lassen und ihn dadurch vielleicht aus seinem Leiden zu befreien, wäre ein ärztlicher Kunstfehler. Neuroleptika sind Heilmittel, sie können das Leben wieder erträglich gestalten oder sogar völlige psychische Gesundheit bewirken.

Wer erlebt hat, wie Menschen nach einer monatelangen Leidensgeschichte, die sie vom Naturheiler über den Geistheiler bis zu anderem esoterischen Unsinn führte, durch eine richtig dosierte Medikation den Weg aus dem Wahn heraus fanden, der ist gegen jede ideologische Medikamentenfeindschaft immun.

4. Schizophrene und Normale – Eine irritierende Beziehung

Freilich erlebt der Patient nicht nur die Wirkungen, sondern auch die unerwünschten Nebenwirkungen. Daher ist es gut, erfahrene Kranke kooperativ in die Behandlung einzubeziehen, damit sie selbst die entlastenden Wirkungen mit den belastenden Nebenwirkungen abwägen können. Es gab Patienten, die die wissenschaftliche Literatur über Neuroleptika gut kannten und denen ich zum Beispiel ein neues Neuroleptikum vorstellte, ihnen die wissenschaftliche Begleitliteratur mitgab, so dass sie selber entscheiden konnten, ob sie einen Versuch mit dem neuen Medikament machen wollten. Es ist auch gut, wenn krankheitseinsichtige Patienten lernen, die Dosis ihrer Medikamente selbst mit zu steuern. Sie erleben dann die Medikamente wirklich als Heilmittel und sich selbst als Manager der eigenen Krankheit. So lernen sie auch, sich nicht zu überfordern, aber auch nicht zu unterfordern und sich in akuten Phasen zurückzuziehen, so dass ihre verletzliche seelische Haut keinen Schaden erleidet. Es gibt auch Selbsthilfeinitiativen, in denen sich Betroffene austauschen und lernen, selbstbewusst ihre Rechte wahrzunehmen, auch gewissen Ärzten gegenüber, die nicht genug auf die Selbstbestimmung des Patienten achten. Erfahrene Patienten wissen von ihrer Krankheit viel mehr als wir hochstudierten Doktoren. Und da tut unsereins ein bisschen Bescheidenheit gut.

Wichtig ist für chronisch schizophrene Patienten eine übersichtliche Struktur. In einem Wohnheim, das ich betreute, herrschte das emotionale Chaos. Jeder versuchte jeden zu verstehen, man redete über Gefühle, verhielt sich den Patienten gegenüber, wie sich Freunde oder Kumpel verhalten. Die Patienten wurden immer wieder ins Krankenhaus eingeliefert. Da kam ein Sozialarbeiter als neuer Leiter, der klare Strukturen einführte. Die Mitarbeiter wurden ab sofort alle mit »Sie« angeredet und die Patienten natürlich auch. Patienten konnten sich bei der Heimleitung wirksam beschweren, es gab aber auch gewisse Anforderungen an die Eigenverantwortung der Bewohner. Die Atmosphäre änderte sich schlagartig. Die Patienten wirkten plötzlich viel erwachsener, die Zahl der Krankenhausaufenthalte ging drastisch zurück, und der ausgeprägt chronisch schizophren kranke Herr L., der sonst nur Wortsalat produzierte und mir seitenlange komplett unlesbare Texte schenkte, ging auf neue Mitarbeiter zu mit der völlig klaren Bemerkung: »Ich heiße Herr L. Und ich werde gesiezt.« Es wurden persönliche Grenzen respektiert und das hatte auf alle Patienten einen heilsamen Effekt.

Dieser Patient war übrigens trotz seiner manchmal etwas unnahbaren Art sehr sympathisch. Ab und zu wollte er nach Straßburg zum Europäischen Menschenrechtsgerichtshof, wurde dann aber regelmäßig von der Polizei aufgegriffen und wieder zurückgebracht. Er war dann auf die Polizisten ziemlich sauer und führte monatelang seinen Prozess wieder von seinem Zimmer aus, in dem ellenlange Schriftsätze entstanden, die völlig unverständlich waren. Dennoch bot er Lesungen aus diesen Texten für Bewohner und Mitarbeiter an. Er bestand dann bei seinen Zuhörern streng auf Aufmerksamkeit, doch außer Wortsalat in einer höchst subjektiven Sprache, die allenfalls er selbst verstand, kam dabei nichts heraus. Trotzdem hatten ihn alle gern.

Wahrscheinlich hatte das damit zu tun, dass man Schizophrenen anmerkt, dass sie empfindsamer sind als andere Menschen. So etwas ist aber eben auch eine Fähigkeit. Es gibt da Dichter wie Hölderlin und in unserer Zeit Robert Walser, der lange Zeit seines Lebens in einem psychiatrischen Krankenhaus zubrachte. Auch der Maler van Gogh litt wohl unter schizophrenen Schüben. Ich kannte einen jungen, sehr frommen Mann, der in einen Orden eintreten wollte. Obwohl er unter einer Psychose litt, konnte er die beiden Welten, in denen er zeitweilig lebte, sehr gut trennen. Die Ordnung im Kloster tat ihm gut und er führte mit seiner Krankheit ein zwar anstrengendes, aber gerade deswegen überzeugendes Ordensleben. Manchmal kann ein schizophrenes Ordensmitglied, das die Klosterfamilie mitträgt, auch seinerseits der Gemeinschaft in der Art, wie es seine Krankheit lebt, tiefe spirituelle Anregungen geben.

Menschen mit Schizophrenie sind genauso gescheit wie all die Normalen, aber sie neigen viel weniger als clevere Normale dazu, andere Menschen mit List und Tücke übers Ohr zu hauen. Sie sagen nicht immer, was sie denken, weil sie damit oft schlechte Erfahrungen gemacht haben. Doch sie sind in gewisser Weise dann, wenn sie etwas sagen, wahrhaftiger als viele andere Menschen. Man könnte sagen, Schizophrene erleiden mitunter ihre subjektive Wahrheit, und wie sie das tun, das kann sehr eindrucksvoll sein. Jedenfalls haben Schizophrene noch nie einen Krieg ausgelöst oder geführt, keiner meiner schizophrenen Patienten war wirtschaftskriminell oder anderweitig charakterlos. Gewiss, sie erregen mit ihren Merkwürdigkeiten und Unangepasstheiten Anstoß in der Gesellschaft der unheilbar Normalen und in akuten Phasen können sie auch mal aggressiv werden. Wer sich freilich genug Sensibilität für Menschlichkeit bewahrt hat, der kann von der Farbigkeit dieser außergewöhnlichen Menschen profitieren. Desorientiert sind sie übrigens nie. Auch das kann bei Normalen anders sein. Als ich einmal einem guten Freund mit Sinn für Humor erklärte, wie man in mein Krankenhaus komme, stellte der sich herzlich dämlich an. Und als er auch beim dritten Mal nichts verstand, rief ich aus: »Fahr doch einfach in den Kölner Süden, hau einen Polizisten und sage dem, Stimmen hätten dir das befohlen. Und schon landest du bei mir!« Unser Problem sind die Normalen!

Jedes Unterschätzen unserer schizophrenen Mitmenschen und jedes Überschätzen der »Normalen« führt in die Irre. Denn eines verbindet uns Menschen alle: Irren ist menschlich – oder mit Goethe: »Es irrt der Mensch, so lang er strebt«.

IV Himmelhoch jauchzend, zu Tode betrübt – Depressive und Maniker

Himmelhoch jauchzend, zu Tode betrübt, wer ist das schon wirklich? Doch es gibt Menschen, die an einer Krankheit leiden, die sie genau solche extremen Höhen und Tiefen erleben lässt.

1. Die Depression – Was ist das Gute am Schlechten?

Verzweifelt war der Manager in den besten Jahren. Schon seit Monaten war die Stimmung immer weiter gesunken, an nichts hatte er mehr Freude. Der Antrieb fehlte, er war schnell ermüdet, dennoch war der Schlaf gestört und nichts schmeckte ihm mehr. Es plagte ihn die Angst, dass alles den Bach runtergehen würde. Dabei gab es im Grunde keine Probleme. Er hatte einen guten Job, eine nette und einfühlsame Frau, erwachsene Kinder, die ihren Weg machten und auch jetzt zu ihm standen. Eigentlich hätte er sich geruhsam abends in einen Sessel fallen lassen können, mit seiner Frau ein gutes Glas Wein trinken, das Leben genießen. Stattdessen stand er morgens schon mit Angst und Unruhe auf. Der Gedanke, einen langen anstrengenden Tag vor sich zu haben, drückte ihn nieder. Wie sollte er das alles bloß schaffen? Würde er nicht ganz sicher seine Familie ruinieren und verarmen? War er nicht schuld an seinem eigenen Niedergang, aber auch an den Problemen seiner Firma, seiner Freunde, seiner Familie? Wahrhaftig, es war zum Verzweifeln. Und nie würde das aufhören, nie wieder würde er sich an der Sonne freuen können, er, der Unwürdige. Nie wieder würde er lachen können wie früher, als es ihm noch gut ging. Und beinahe konnte er darüber noch nicht einmal traurig sein. Ja, vor Monaten hatte er noch geweint über sein Geschick. Aber irgendwann waren sogar die Tränen versiegt. Er fühlte sich innerlich wie ein Stein. Gefühllos und doch verzweifelt vor dem schwarzen Nichts, in das er hilflos immer weiter hineingezogen wurde ...

Erfahrene Psychiater sagen, dass man bei langer Erfahrung eine Schizophrenie einigermaßen nachvollziehen könne, eine tiefe von innen heraus aufsteigende Depression, eine Melancholie, dagegen könne man nicht nachfühlen. Das Wort Depression führt da meist in die Irre. Denn darunter versteht manch einer die heftige Trauer beim Tod eines geliebten Menschen oder auch schon bei einer schmerzhaft erlebten Trennung, bei der es einem tage- oder wochenlang nicht gut geht. Doch das ist meilenweit entfernt von dem, was ein von innen heraus depressiver Mensch erlebt. Der amerikanische Psychotherapeut Steve de Shazer hat einmal gesagt, Depression sei zwar das Lieblingswort von Therapeuten, doch im Grunde wisse keiner genau, was das eigentlich sei. Denn jeder verbindet mit dem Wort »Depression« etwas höchst Subjektives.

Wir behandelten eine Patientin, die ein wirkliches Original war und im Normalzustand ganze Säle zum Toben brachte. Wenn sie dagegen nur wenige Menschen mit ihrer Art erheitern konnte, dann hatte sie »ihre« Depression. Sie litt erheblich unter diesen Phasen. So behandelten wir eine von außen gesehen im Vergleich zu anderen Menschen gar nicht depressiv wirkende Patientin antidepressiv, bis die Phase nachhaltig abgeklungen war, und gaben ihr auch einen vorbeugend wirkenden Stimmungsstabilisierer. Die Wahrnehmung ihrer Depression war also vor allem subjektiv.

Jeder erinnert sich beim Wort »Depression« an Phasen seines Lebens, in denen es ihm nicht so gut ging. Meist waren es irgendwelche traurigen Ereignisse, bei denen die Stimmung absackte. Doch das alles hat mit einer krankhaften Depression gar nichts zu tun. Auf traurige Lebensereignisse mit Traurigkeit zu reagieren, ist nicht krank, sondern normal. Und wenn Normale, angeregt durch geschäftstüchtige Psychoexperten, diese Befindlichkeitsstörungen zu Krankheiten aufblähen, wenn sie sich durch übertriebene Selbstbeobachtung in eine psychische Störung hineingrübeln, dann schaden sie sich selbst. So ist das Wort »Depression« prekär und man hat versucht, die schwere, von innen her kommende Depression »Melancholie« zu nennen, um sie von den allgegenwärtigen »Depressionen« zu unterscheiden. Doch das konnte sich nicht durchsetzen. Eines jedenfalls ist klar: Die hier gemeinte schwere Depression ist nicht irgendeine Verstimmung, die man einfach durch belastende Lebensereignisse erklären kann, selbst wenn unspezifischer Stress auch hier in einzelnen Fällen als Auslöser – aber nicht als Grund – auszumachen ist. Die schwere Depression ist nicht bloß eine Überanstrengung oder ein »Burn-out«. Gerade weil im Übrigen auch hier wieder die armen Angehörigen so oft ungerecht beschuldigt werden, muss klar gesagt werden, dass an dieser schweren, von innen kommenden Depression niemand »schuld« ist. Es gibt einen bemerkenswerten Erbfaktor.

Am besten beschreibt man diese Depression also als Stoffwechselstörung im Gehirn, die man vor allem mit Stoffwechselprodukten, nämlich Medikamenten, behandelt. Die Krankheit hat jedenfalls eine Eigendynamik, die sich in schweren Stadien dem beruhigenden Gespräch und dann auch der professionellen Psychotherapie entzieht. In ihren ganz schweren Formen geht sie sogar mit depressivem Wahn einher: Verarmungswahn, Schuldwahn und der Wahn, nie mehr gesund werden zu können. Es können sogar depressive akustische Halluzinationen vorkommen. Gegen so etwas helfen bekanntlich keine Gespräche. Das Schlechte an dieser Störung ist das schwere Leid, das die Patienten empfinden. Das Gute ist, dass sie aufhört. Vollständig aufhört. Freilich leiden die Depressiven oft nicht bloß an ihrer Depression, sondern auch an den »Normalen«, die mit ihren »guten Ratschlägen« die Depression so richtig unerträglich machen können. Da wird der Patient immer wieder zu Aktivitäten gedrängt, zu denen er aber gar nicht in der Lage ist, so dass sein Selbstbewusstsein noch mehr Schaden erleidet. Die Hausfrau kommt wegen ihres Morgentiefs morgens nicht aus dem Bett. Der Ehemann drängt sie fast ärgerlich, da es ja kein Wunder sei, dass ihr alles über den Kopf wachse. Doch sie kann nun einmal nicht. Und so bedeutet die Krankenhauseinweisung an sich oft schon eine erhebliche Entlastung, weil jetzt dieses alltägliche Drängen mit der unvermeidlichen Folge des Gefühls des eigenen Ungenügens endlich wegfällt. Auch die Ratschläge »Reiß dich doch einfach mal zusammen!« oder treuherziges Zureden, dass die Lage doch eigentlich wunderbar sei, lösen bei einem schwer depressiven Patienten oft bloß wieder einen depressiven Gedanken aus, dass man ja wirklich nichts tue und undankbarerweise sich noch nicht mal über all das Schöne freuen könne. Urlaubsfahrten können für solche Patienten zur Qual werden, weil sie da fröhliche Menschen in Urlaubsstimmung bei bestem Wetter erleben, sie selbst aber fühlen sich von innen heraus nach wie vor wie ein Stein. Dieser Kontrast macht alles dann noch schlimmer, als es ohnehin schon ist.

Es gibt aber eben auch das Gute am Schlechten. Die schwere Depression ist gut behandelbar und irgendwann ist die Phase beendet. Den genauen Zeitpunkt kann niemand voraussagen, aber dass sie vorbeigeht, ist sicher. Hans Bürger-Prinz, ein bekannter Psychiater der Nachkriegszeit, beschreibt in seinen Lebenserinnerungen aus den dreißiger Jahren des 20. Jahrhunderts den spektakulären Fall einer reichen Leipziger Industriellengattin, die plötzlich aus heiterem Himmel eine schwere Depression bekam. Sie ging zum Psychiater, aber damals gab es noch keine wirklich wirksame medikamentöse Behandlung. So suchte sie mit den Jahren so gut wie alle bekannten Psychiater Europas auf. Niemand konnte ihr helfen. Doch dann plötzlich, nach 17 Jahren, als schon niemand mehr auf Besserung hoffte, wachte sie morgens auf und – war gesund. Die depressive Phase war vorbei. Restlos vorbei. Die Patientin war überglücklich. Sie lud all ihre behandelnden Ärzte zu einem großen Fest ein: Und so feierte die Elite der europäischen Psychiatrie bei einem rauschenden Abend ihren eigenen Misserfolg und das Glück ihrer Patientin, endlich ihrer Depression entronnen zu sein.

Doch zurück zu unserem Manager. Auch er hatte keine Hoffnung, dass der Zustand sich noch einmal bessern würde. Ab und zu dachte er an Selbsttötung, doch er konnte uns glaubhaft versprechen, sich während des stationären Aufenthalts nichts anzutun. Immer wieder musste ich ihm versichern, dass er gesund werden würde. Wir behandelten medikamentös. Alle begleitenden Gespräche drehten sich unablässig um seine Hoffnungslosigkeit. Zu irgendwelchen nützlichen Perspektivwechseln war er nicht in der Lage. Das erste Antidepressivum hatte nicht angeschlagen. Also probierten wir ein anderes aus. Und siehe da, die Stimmung hellte sich auf. Der Antrieb kam wieder. Die Hoffnungslosigkeit schwand, und der Patient konnte erstmals über anderes als seine Stimmung reden, interessiert und mit emotionaler Beteiligung. Die Ehefrau merkte die Besserung als erste, dann die Pflegekräfte und wir Ärzte. Die Patienten sind leider gewöhnlich die letzten, die die Besserung mitbekommen. Schließlich bemerkte auch der Patient die zunehmende Gesundung. Er war überglücklich, wurde entlassen, zeigte am Arbeitsplatz anfangs eine gewisse Überaktivität und im Privatleben eine etwas übertriebene Heiterkeit. Man könnte das nach der langen düsteren Zeit eigentlich gut verstehen. Aber Psychiater nennen so etwas eine »hypomanische Nachschwankung«. Die ist ganz vorübergehend und ein Zeichen für das definitive Ende der Depression. Es ist interessant, mit den Patienten nach Abklingen der Depression noch einmal gründlich zu sprechen. Sie erinnern sich an alles. Auch an die hoffnungsvollen Bemerkungen des Arztes und den eigenen tiefen Zweifel daran. »Aber obwohl ich es nicht glauben konnte, es war wichtig, Herr Doktor, dass Sie das immer wieder gesagt haben!« Es sind vor allem die modernen Antidepressiva, die eine früher nicht selten jahrelange Qual für den Patienten beenden können. Durchschnittlich etwa ein halbes Jahr dauern solche depressive Phasen unbehandelt. Eine zeitige richtige Therapie ist daher von unschätzbarer Bedeutung, zumal Antidepressiva zumeist erst nach zwei bis drei Wochen wirken. Jeder Tag ohne Depression ist ein gewonnener Tag für ein wieder farbiges Leben.

Gewiss spielt bei der Besserung der schweren Depression auch begleitende Psychotherapie, insbesondere kognitive Verhaltenstherapie, eine wichtige Rolle und ebenso andere therapeutische Ansätze wie Ergotherapie, Kunsttherapie, Musiktherapie, Sporttherapie. Speziell bei der Depression wird auch die Schlafentzugstherapie eingesetzt. Bei mehr saisonal auftretenden Depressionen kann die Lichttherapie wirksam sein, bei der künstliches Licht den vor allem in der dunklen Jahreszeit depressiven Patienten von seinem Stimmungstief befreien hilft. Doch entscheidend bleibt in jedem Fall die antidepressive Behandlung mit Psychopharmaka. Wenn ein Therapieversuch mit mehreren solchen Medikamenten ohne Erfolg bleibt, kann bei der schweren Depression eine Elektrokrampftherapie erwogen werden.

Man hat die Depression als »Volkskrankheit« bezeichnet, doch das mag eine Übertreibung sein, denn – wie gesagt – nicht jede ganz natürliche Trauerreaktion ist gleich eine Depression. Etwa drei bis vier Prozent der Menschen erleiden in ihrem Leben eine schwere melancholische Depression. Jedenfalls haben viele berühmte und hochbegabte außergewöhnliche Menschen in ihrem Leben depressive Phasen gehabt, Ernest Hemingway, der Maler Hugo van der Goes und manch anderer besonders sensibler Künstler. Viele verschweigen ihre Depression. Doch ab und zu kommt jemand aus der Deckung, so der inzwischen verstorbene Ehemann der niederländischen Königin, ein bekannter Profifußballer und andere. Es gibt aber auch das lesenswerte Buch »Seelenfinsternis« des Psychiaters Piet Kuiper, der selbst an einer Depression erkrankte und plastisch schildert, wie er diese Erkrankung erlebt hat.

2. Vernichtende Gedanken – Wenn alles aus ist

Nicht immer freilich hat die Behandlung Erfolg. Manche Menschen sterben an ihrer Depression durch einen Suizid, eine Selbsttötung. Das passiert nicht selten in der Phase der Besserung, wenn der Antrieb wiederkommt, aber die Stimmung immer noch darniederliegt. Der Suizid trifft die Angehörigen tief. Erschüttert sind aber auch die Ärzte und die anderen Therapeuten, die traurig vor der Einsicht in den eigenen Misserfolg stehen. Doch so einfach ist das nicht. Natürlich kann der Suizid eines Patienten Folge eines therapeutischen Kunstfehlers sein.

Dann ist er ein Misserfolg des Therapeuten. Im Suizid zeigt sich aber auch die letzte Unberechenbarkeit jedes Menschen, die Ausdruck der Freiheit ist, die seine Würde begründet. Sicher muss alles Vertretbare getan werden, um bei einem depressiven Menschen einen Suizid zu verhindern. Denn es ist in der Regel nicht seine Freiheit, sondern seine Krankheit, die ihn sterben lassen will. Doch wenn der Suizid dann eingetreten ist, muss man sich klarmachen, dass wir niemals von außen eindeutig sagen können, was nun die trotz Krankheit noch vorhandene Freiheit des Patienten bewirkt hat und was die Krankheit. Beides aber ist von Therapeuten niemals vollständig in den Griff zu bekommen, andernfalls würde die Psychiatrie totalitär. Man kann einen Suizid sicher verhindern, wenn man dem Patienten eine Eisenkugel ans Bein schmiedet und Tag und Nacht einen Wärter danebensetzt. Doch ein solcher totaler Kontrollanspruch wäre unmenschlich und ein ohnehin depressiver Patient würde so gewiss nicht aus seiner Depression herauskommen, sondern noch tiefer hineingestoßen. Humane Psychiatrie muss immer auch auf die Freiheit und Eigenverantwortung des Patienten setzen. Das schließt das Eingehen eines gewissen Risikos ein.

Suizide können bei allen psychischen Krankheiten vorkommen. Es gibt allerdings bestimmte Standards, die generell einzuhalten sind, wenn man mit suizidalen, das heißt akut selbsttötungsgefährdeten Patienten umgeht. Wichtig ist, dass man Andeutungen des Patienten in diese Richtung immer ernst nimmt. Unerfahrene haben oft die Angst, sie würden Patienten durch konkretes Nachfragen erst auf »dumme Gedanken« bringen, und vermeiden daher das Thema. Aber das ist grundfalsch. Wenn ein Mensch sich mit Selbsttötungsgedanken trägt, dann ist er damit in der Regel schrecklich allein. Mit niemandem kann er darüber reden, mit Fremden ohnehin nicht, Freunde will er nicht beunruhigen und die Angehörigen will er mit einem solchen Thema nicht schockieren. So brütet er mutterseelenallein über dieser entsetzlichen Frage. Wenn er in einer solchen Lage aber von unsereins konkret gefragt wird: »Haben Sie auch mal lebensmüde Gedanken gehabt?«, dann bricht es manchmal geradezu aus dem Patienten heraus, weil er endlich, endlich dieses zermürbende Thema mit einem anderen Menschen besprechen kann. Und wenn man dann fragt, wann diese Gedanken zuletzt gekommen seien, dann erfährt man nicht selten, dass das gerade mal vor drei Stunden war. Fragt man weiter nach, ob der Patient schon konkrete Vorstellungen entwickelt hat, wie er sich umbringen könnte, kann man erfahren, dass alles schon ganz genau geplant ist. In einem solchen Fall ist Gefahr im Verzug. Als Laie sollte man dann jedenfalls einen Experten, am besten einen Psychiater, zuziehen, zum Beispiel mit dem Patienten in die zuständige Psychiatrie fahren. Man sollte einen Menschen nach solchen konkreten Äußerungen nicht mehr alleine lassen. Es ist dem Patienten zumeist gut verständlich zu machen, dass man mit einem solchen Thema als Nichtfachmann überfordert ist. Vor allem gilt das für Angehörige oder gar Ehepartner, die emotional stark involviert sind. Wenn der Psychiater dann zu dem Schluss kommt, dass eine konkrete Selbsttötungsgefahr nicht vorliegt, hat man seine Pflicht getan. Man muss wissen, dass die weitaus meisten Suizide Bezugspersonen gegenüber angekündigt wurden. Gewiss, es gibt bei Ehekrisen, bei Kündigungen des Arbeitsplatzes oder ähnlichen Ereignissen auch die bloße Drohung mit Suizid, um Druck zu machen. Doch auch dann ist es sinnvoll, das ernst zu nehmen und fachliche Hilfe zu holen. Auf diese Weise wird jemand mit solchen bloßen Drohungen später sicher vorsichtiger sein.

Welche Anzeichen hat der Fachmann für eine ernsthafte Suizidgefährdung? Wenn der Patient nur noch eingeengt ist auf dieses Thema, wenn er keine Zukunftsplanungen mehr entwickelt, wenn er nichts und niemanden mehr nennen kann, wofür es sich zu leben lohnt, wenn er schon Suizidfantasien hat, dann ist die Gefahr groß. Auch wenn in der Familie oder im Freundeskreis Suizide bekannt sind und vor allem, wenn er selbst schon einmal einen Suizidversuch unternommen hat, ist die Hemmschwelle niedriger. Entscheidend für das weitere Vorgehen ist dann aber, ob es gelingt, eine therapeutische Beziehung aufzubauen und auf deren Grundlage einen »Vertrag«

mit dem Patienten zu schließen, dass er sich wenigstens während der Behandlung nichts antut. Wenn ein Patient auf diese Weise »vereinbarungsfähig« ist, dann kann er in seltenen Fällen sogar ambulant, in jedem Fall aber auf einer offenen psychiatrischen Station behandelt werden.

Ist der psychisch kranke Patient schwer suizidal, aber nicht vereinbarungsfähig und auch nicht behandlungsbereit, so muss man in einem solchen Fall zum Schutz des Patienten eine Zwangseinweisung auf eine geschlossene Station gegen den Willen des Patienten organisieren. Die Ordnungsbehörde bzw. die Polizei kann das unmittelbar mit dem entsprechenden Gutachten eines approbierten Arztes. Mittel- und längerfristig muss ein Richter einer solchen freiheitsberaubenden Maßnahme zustimmen. Die Einleitung einer Einweisung gegen den Willen des Patienten fällt vor allem Angehörigen verständlicherweise sehr schwer, aber man muss darauf hinweisen, dass in fast allen Fällen die Patienten ihren Angehörigen oder anderen an dieser Einweisung beteiligten Stellen im Nachhinein, wenn sie wieder gesund sind, herzlich dankbar sind, dass sie ihnen das Leben gerettet haben. Denn genau darum geht es. Es gibt nicht bloß lebensrettende Operationen, es gibt auch lebensrettende Zwangseinweisungen. Dabei sind nicht die Sicherungsmaßnahmen das Entscheidende, sondern die verlässliche therapeutische Beziehung und die gute fachliche Behandlung der zugrunde liegenden psychischen Erkrankung. Doch ohne die Zwangseinweisung hätte eine solche Behandlung gar keine Chance gehabt.

3. Stimmung im Hörsaal – Stress für die Bundeswehr

Zwar gehört es zu den schönsten Erlebnissen des Psychiaters, wenn er zusehen darf, wie ein depressiver Mensch wieder gesund wird. Doch die Depression selbst zu begleiten, kann auch mühsam sein. Tief in sich gesunken saß unser Psychiatrieprofessor vor einer rundlichen Patientin, die ebenfalls die ganze

Last ihrer Depression in ihrer bedrückten Sitzhaltung zum Ausdruck brachte. Das in leisem dumpfem Ton geführte Gespräch war gerade zu Ende, die Patientin erhob sich und verließ mit hängenden Schultern den Hörsaal. Professor Vogel erläuterte noch einige Charakteristika einer Depression, als plötzlich die Hörsaaltür aufgerissen wurde. Mit dem Ruf »Vöjelchen, schön dat du da bist!« stürmte eine ebenso füllige, schwarzbekleidete, rothaarige Frau mittleren Alters, ein kleines Handtäschchen um den ausgestreckten Zeigefinger wirbelnd, auf die Hörsaalbühne. Professor Vogel nahm sofort eine jovial-lässige Haltung ein. Diese Patientin war offensichtlich nicht depressiv, ganz im Gegenteil, sie bot eindrucksvoll den anderen Pol der bipolaren affektiven Störung, die Manie. Ohne Punkt und Komma sprudelten die Worte aus ihr heraus. Gestern sei sie wieder mit dem Bus gefahren, da hätte sie richtig eine Show abgezogen. Die Leute hätten das super gefunden. Sie hätte fast standing ovations bekommen ... »und überhaupt, Vöjelchen, wat siezt du mich denn dauernd, du duzt mich doch sonst auch immer, die Leute sind heutzutage so schüchtern, gestern in der Metzgerei, da hab ich die Verkäuferin mal gefragt, ob sie schon mal fremdgegangen sei, du, die lief ganz rot an und stotterte rum, dabei hätten sich die vielen Kunden sicher sehr dafür interessiert, aber macht nichts, Kundschaft ist ja überall wichtig, auch hier bei euch ... Vöjelchen, wat tun denn all die Leute hier?« »Das sind Studenten ...« »Dann bin ich hier also Studentenfutter ... das habe ich übrigens nie gemocht, war viel zu klebrig, gemocht habe ich meinen Willi, der hat immer alles getan, was ich wollte, dann war der irgendwann weg, nein, genauer gesagt, ich war weg ... mit dem Taxi nach Hamburg, wir ham's ja, einmal mit dem Taxi von Bonn nach Hamburg, Kaffeetrinken an der Außenalster und dann wieder zurück, das wollte ich immer schon mal ... es war herrlich. Warum heißt das eigentlich herrlich und nicht dämlich. Eigentlich eine Frechheit, Vöjelchen, dass ihr Männer euch immer die besseren Worte unter den Nagel reißt. Du hast übrigens deine Fingernägel nicht geschnitten, du musst dich ein bisschen besser pflegen ... Du sagst ja gar nichts, da geh ich lieber wieder ...« »Fühlen Sie sich eigentlich krank?« »Krank? Wie kommst du denn darauf? So gesund wie jetzt war ich noch nie! Du bist zwar Professor, aber du kennst dich nicht aus. Gesunde Menschen als krank zu bezeichnen, du willst ja bloß deine Betten belegen. Ich bin so kreativ wie nie. Deswegen komme ich gar nicht mehr zum Schlafen. Gestern Nacht habe ich einen Roman geschrieben, da bist du platt ...« »Haben Sie noch etwas Wichtiges zu sagen?« »Nee, ich hab jetzt auch keine Zeit mehr, ich werde noch woanders gebraucht, tschüss Leute ... wie heißt du denn da mit der geilen Frisur? ... Ist auch egal, ich bin weg, passt schön auf, vom Vöjelchen kann man viel lernen ...« Sprang auf, schnappte ihr Handtäschchen, wirbelte es wieder um den Zeigefinger und verließ unter dem herzlichen Beifall von uns Studenten den Saal.

Professor Vogel musste gar nicht mehr viel erklären, das war unverkennbar eine heitere Manie. Sie war vom Hölzchen aufs Stöckchen gekommen. Ideenflüchtig nennt man so etwas, denn die sehr lockeren Assoziationen kann man noch einigermaßen nachvollziehen, wogegen die Zerfahrenheit von Schizophrenen richtige Gedankensprünge meint. Während des lebendigen Gesprächs saß der Professor locker in seinem Sessel, hatte zeitweilig die Hände im Nacken verschränkt und war auch hier, wie bei der depressiven Patientin, durch seine Körperhaltung bemüht, Mitgefühl zu zeigen, denn zum Reden kam er selbst ja kaum. Der Umgang mit Manikern setzt viel menschliches Fingerspitzengefühl voraus. Einerseits können Maniker hinreißend witzig sein, und dann verdienen sie auch das ehrliche Lachen des zuhörenden Therapeuten. Andererseits muss man sich immer vor Augen halten, dass sich ein Mensch hier oftmals bis über die Grenze der Peinlichkeit hinaus exhibitioniert. Später wird er sich an all das erinnern, auch gegebenenfalls an das hämische Lachen des ungehobelten Behandlers. So ist der Umgang mit manischen Patienten immer eine Gratwanderung, bei der man versucht, eine wertschätzende Beziehung zum Patienten zu halten, aber auch stets die Würde des Patienten achtet. Da ist dann Kompromissbereitschaft gefragt. Man muss sich nicht alles gefallen lassen, aber man hat zu berücksichtigen, dass die distanzlosen Bemerkungen des Patienten krankheitsbedingt sind. Maniker sind in ihrer Phase ziemlich fix im

Hirn. Ihnen fallen tatsächliche Fehler wirklich auf, aber sie haben keinerlei Hemmungen, das sofort jemandem an den Kopf zu werfen, und können unsereinen dabei ganz schön in die Bredouille bringen.

Die heitere Stimmung geht mit einem Hochgefühl einher, das sich bis zum Größenwahn steigern kann. Ich erinnere mich an einen sehr netten, etwas schmächtigen und immer außerordentlich korrekten Bankangestellten, der erstmals von einer Manie überrascht wurde. Zwar begann er seine größenwahnsinnigen Beurteilungen von allem und jedem stets mit der Floskel »Ich als Mensch und Buchhalter ...«, doch sein Ego war dennoch ziemlich gigantisch. Er konnte sich dann nie entscheiden, ob er nun amerikanischer Präsident, Generalsekretär der KPdSU in Moskau oder Papst sein sollte. Er ging aber in stets freundlichem Ton davon aus, dass wir Normalsterbliche gefälligst darauf zu warten hätten, bis er sich für die geeignete Spitzenposition entschieden habe. Dennoch nahm er Medikamente ein, und so konnte er langsam wieder Bodenhaftung bekommen – bevor er sich entschieden hatte, welche Weltstellung seinem inneren Gefühl am ehesten entsprach. Am Schluss war er wieder gesund. Und da fand er wieder, es gebe einfach kein größeres Glück als – Buchhalter zu sein.

Nicht immer ist es einfach, eine Manie zu diagnostizieren. Ob es sich zum Beispiel um einen heiteren, aber ganz normalen Rheinländer handelt oder um einen behandlungsbedürftigen Kranken, dazu ist man nicht selten auf die Aussagen der Angehörigen angewiesen – übrigens vor allem für die Frage, ob der Patient wirklich wieder auf dem Teppich ist.

Immer wieder machen Maniker Schlagzeilen. Eine nicht aufgeklärte Öffentlichkeit amüsiert sich natürlich, wenn ein Rechtsanwalt in Cowboykostümierung mit gezogener Pistole in einen Nachtclub stürmt, um dort eine Bardame zu »befreien« – die aber gar nicht »befreit« werden will. Doch all solche Patienten werden in der Regel wieder völlig gesund. Als in einer großen Firma ein leitender Angestellter in der Probezeit manisch wurde, duzte er seinen neuen Chef kumpelhaft und ging auch sonst stimmungsmäßig über Tisch und Bänke. Da halfen nach Abklingen dieser Phase die Befreiung von der ärztlichen Schweigepflicht und eine Erläuterung des Krankheitsbildes durch einen Psychiater, dass dem Patienten nicht gekündigt wurde. Denn Maniker werden wieder ganz gesund. Und so behielt die Firma einen dankbaren hochmotivierten Mitarbeiter und der Patient seinen Job.

Wieder mal war eine uns gut bekannte manische Patientin eingeliefert worden. Sie war zwar heiterer Grundstimmung, aber auch ein bisschen gereizt. Die gereizte Manie ist die eher unangenehme Variante der Erkrankung. Jedenfalls hatte sie zu Hause randaliert und war gegen ihren Willen zur Aufnahme gekommen. Wir mochten sie besonders gern, denn sie hatte gerade in der manischen Phase eine blühende Fantasie, machte immer wieder originelle, leider oft auch entlarvende Bemerkungen über unsereins und mischte mit allerlei Schabernack die ganze Station auf. Wir behandelten sie natürlich gut und es ging ihr besser. Da bat sie darum, Ausgang im Krankenhausbereich zu bekommen. Wir dachten uns nichts Besonderes dabei, hatten aber nicht im Blick, dass der »Krankenhausbereich« für eine Manikerin erheblich weiter reicht, als wir uns das so vorgestellt hatten. Und so traf nach etwa einer Stunde ein dringender Anruf aus der örtlichen Bundeswehrkaserne ein. Der wachhabende Offizier war in höchsten Nöten: Bei ihnen befinde sich eine »entlaufene« Patientin von uns, sie tanze zur Zeit auf dem Tisch des Wachhabenden, ob wir nicht ein paar »Wärter« schicken könnten, um die Patientin wieder »in die Anstalt« – damit meinte er uns – zu »verbringen« (Bundeswehrdeutsch). Wir machten uns den Spaß, die zartestgebaute Schwesternschülerin in die Kaserne zu schicken, und die brachte die Patientin in aller Ruhe wohlbehalten wieder zu uns zurück. Die Patientin hatte den Ausflug außerordentlich genossen, die Bundeswehr war mit den Nerven am Ende. Man stelle sich vor: Über 500 bis an die Zähne bewaffnete Männer und eine unbewaffnete Patientin von uns! Seitdem glaube ich nicht mehr an die Verteidigungsfähigkeit der Bundesrepublik Deutschland ...

Es ist oft schwer, Maniker zu einer Behandlung zu bewegen, denn sie fühlen sich ja gerade nicht krank. Das beinhaltet auch ein ethisches Problem. Darf man Menschen, die das eigentlich gar nicht wollen, behandeln? Zumal Maniker nachher im gesunden Leben die manischen Phasen als recht farbige Teile ihres Lebens im Gedächtnis behalten. Doch viele Patienten ruinieren sich in einer vergleichsweise kurzen Phase das ganze Leben. Sie werfen ihr Geld hemmungslos zum Fenster heraus, legen sich mit allen möglichen Menschen an, gehen fremd, vergrätzen ihre Freunde. Am Ende der manischen Phase stehen sie dann mitunter vor einem Scherbenhaufen. Und so schließt sich an die Manie nicht selten eine depressive Nachschwankung an, die ganz handfeste reale Gründe haben kann. Während die Mitmenschen einem Depressiven gegenüber ein natürliches Mitgefühl haben, ist das bei der Manie ganz anders. Der Maniker wirkt nicht bedauernswert, sondern er nervt mit seiner penetranten Heiterkeit oder Gereiztheit. Maniker lösen keinen natürlichen Hilfsimpuls aus. Unter der Depression leidet vor allem der Patient, unter der Manie vor allem die Umgebung. Doch nach der Phase sieht der Patient sehr klar, was er angerichtet hat. Man arbeitet also als Arzt in diesem Fall im mutmaßlichen Auftrag des nach der Phase wieder gesunden Patienten. Und wirklich sind die Patienten dem Arzt und auch den inzwischen kundigen Angehörigen in der Regel nach Abklingen der Phase für all die Bemühungen dankbar, einen nicht krankheitseinsichtigen Patienten vor dem Schlimmsten bewahrt zu haben.

Ich erinnere mich an den eindrucksvollen Vortrag eines liberalen holländischen Psychiaters. Er berichtete über eine manische Patientin, die einen ganzen Ort gnadenlos tyrannisierte. Man griff nicht ein, weil man ja liberal war. Die Frau lief schließlich nackt über die Dorfstraße und verlor jede Hemmung. Da endlich entschloss man sich, sie gegen ihren Willen in die zuständige Psychiatrie einzuweisen. Dort lehnte sie jede Behandlung ab, ließ sich auf der Station distanzlos mit Männern ein. Wochenlang hielt man die liberale Linie durch. Doch endlich entschied man sich auch zu einer Zwangsmedikation.

Und siehe da, in Kürze war die Manie abgeklungen. Doch was nun folgte, das lastete dem Psychiater noch jetzt bemerkbar auf der Seele. Denn die gesunde Patientin machte nun den »liberalen« Psychiatern bittere Vorwürfe. Sie hätten es mit ihrer abwartenden Haltung zugelassen, dass sie ihre Würde verloren habe. Ihre Kinder hätten sich ihrer entsetzlich geschämt und sie selbst denke mit Grauen an all das, was sie in der manischen Phase angestellt habe. Zwangseinweisungen sind manchmal ein mutiger Akt der Humanität. Allerdings ist das in der Praxis bei Manikern gar nicht so einfach. Man kann einen Patienten gegen seinen Willen in ein Krankenhaus einweisen, wenn er gegenwärtig sich selbst oder andere gefährdet. Der Maniker aber will weder sich selbst umbringen – wie auch bei der Bombenstimmung! – noch anderen etwas antun. Und so sind die rechtlichen Voraussetzungen für eine solche Zwangsmaßnahme oft nicht erfüllt.

Daher ist man darauf angewiesen, den Maniker irgendwie zu einer Behandlung zu bewegen. Erstaunlicherweise gelingt das dem Erfahrenen dann doch meistens. Denn im Hinterkopf ahnt mancher manische Patient, dass mit ihm irgendetwas nicht stimmt. Niemals würde er zugeben, dass er krank sei, aber dennoch ist er bereit, sich in einem Krankenhaus behandeln zu lassen. Manchmal artikulieren Patienten diese doppelte Buchführung sogar ausdrücklich. Bei der Visite sagte ein manischer Patient, der regelmäßig Größenideen entwickelte, sich für den überhaupt reichsten und mächtigsten Mann der Welt hielt, in ganz ruhigem Ton: »Herr Doktor, eigentlich ist das ja ein Skandal, nun bin ich schon Multimilliardär und dennoch kann ich mir noch nicht mal eine Packung Zigaretten leisten!«

4. Die Maniker und die Normalen – Eine Erbfeindschaft

Maniker sind farbigere Menschen als die Normalen. Gewiss kann das dann irgendwann für die Umgebung und den

Patienten selbst allzu bunt werden und deswegen muss behandelt werden. Doch die Manie hat auch ihr Gutes. Künstler und andere schöpferische Menschen erleben die manische Phase nicht selten als Zeit hoher Kreativität. Die Manie, die unbehandelt durchschnittlich vier Monate dauert, hinterlässt bei manchen Patienten eine nostalgische Erinnerung an eine Zeit lustvollen Hochgefühls. Manien behandelt man akut vor allem mit so genannten Stimmungsstabilisierern, Lithium und anderem. Diese Substanzen sind auch vorbeugend bei den bipolaren affektiven Störungen, aber auch bei den phasenhaften schweren Depressionen sehr gut wirksam. Sie bewirken in immerhin etwa 70 Prozent der Fälle, dass die Phasen seltener, weniger heftig und kürzer auftreten. Diese Entdeckung war eine Großleistung moderner Psychiatrie. Endlich einmal etwas nachweislich Wirksames vorbeugend tun zu können, darauf hatte man lange gewartet. Ich erinnere mich an eine Patientin, die schwerste depressive Phasen erlitten hatte und unter dem Einfluss von Lithium gesund geworden war. Da trat ein Nierenschaden ein, so dass der behandelnde Internist das Lithium absetzte. Erneut erkrankte die Patientin schwer. Nach Genesung bestand sie darauf, wieder Lithium zu bekommen. Sie war voll aufgeklärt, wollte aber das Nierenrisiko in Kauf nehmen, um ihre schrecklichen Depressionen nicht mehr zu bekommen. Doch es kommt vor, dass wieder gesunde Patienten, die gerade eine manische Phase hinter sich haben, die Medikation absetzen, weil sie sich im grauen Alltag der Normalität insgeheim nach einer erneuten Zeit quirligen Lebens sehnen.

Für Maniker sind wahrhaftig die Normalen das Problem mit all ihren mehr oder weniger unsinnigen Regeln. Denn Regeln sind jedem Maniker ein Gräuel. Nicht selten aber versuchen die Normalen den Manikern eben mit allerlei Pädagogik beizukommen. Doch das sind Bemühungen von rührender Naivität. Denn der Maniker weiß natürlich, wie man sich richtig benimmt. Er muss das nicht lernen. Er kennt die Regeln gut, zu gut sogar. Aber er möchte sich nun einmal nicht daran halten. In seiner alles sprengenden Bombenstimmung möchte er sich von nichts und niemandem reglementieren lassen. Vor allem nicht von diesen langweiligen Normalen. Ratsam ist daher im Umgang mit Manikern eine gewisse Toleranz, die letzte Rahmenbedingungen nicht in Frage stellt, aber innerhalb dieses markierten Rahmens dem Patienten eine gewisse Freiheit für seine manische Umtriebigkeit lässt. Gerade wenn der »bipolare« Patient schon manche depressive Phase hinter sich bringen musste, gönnt man ihm ja die gute Stimmung auch von Herzen. Zwar ist die Mehrzahl der schweren von innen kommenden Depressionen monopolar, wie man sagt, kennt also nur die depressiven Stimmungseinbrüche. Doch es gibt eben daneben die bipolaren Patienten, die auch manische Phasen haben. Patienten nur mit manischen und ohne depressive Phasen sind eine außerordentlich seltene Ausnahme. Ein vergleichsweise liberaler Umgangsstil erleichtert nicht nur den Patienten die Therapie, sondern motiviert sie vielleicht sogar, sich beim nächsten Mal früher in Behandlung zu begeben. Dann haben im besten Fall die Patienten ihre Ruhe vor den schrecklich Normalen und die Normalen ihre Ruhe vor den provozierenden Manikern. Denn dass die Normalen bisweilen so besonders aggressiv auf die Maniker reagieren, mag auch daran liegen, dass diese Kranken sich vieles von dem herausnehmen, was sich die Normalen insgeheim gern auch mal getraut hätten, aber natürlich in Wirklichkeit dann doch nie tun. Und die Maniker selbst haben auch nicht viel mit den Normalen im Sinn. Denn sie sind sowieso felsenfest der Überzeugung, dass wir Psychiater in ihrem Fall ganz entschieden die Falschen behandeln – und das einzige Problem, das sind nach Auffassung aller Maniker der Welt natürlich einzig und allein die Normalen.

V Warum wir uns aufs Paradies noch freuen können – Menschliche Variationen

»Variationen seelischen Wesens« nannte die alte deutsche Psychiatrie den Rest der psychischen Auffälligkeiten. Da geht es besonders um Störungen, die man im Laufe des Lebens erworben hat, und um die Persönlichkeiten, die so merkwürdig sind, dass man das schon krank nennen muss, denn sie oder ihre Umgebung leiden unter dieser Auffälligkeit. Bei all diesen Störungen ist vor allem gute Psychotherapie gefragt, wobei die Heilungschancen im engeren Sinn bei den Störungen, die man im Laufe eines Lebens erworben hat, größer sind als bei den extremen Persönlichkeitsauffälligkeiten. Da nämlich kann man psychotherapeutisch oft nur erreichen, dass ein Mensch mit seinen immer schon bestehenden Merkwürdigkeiten besser zurechtkommen kann und die Umgebung auch. Natürlich werden wir uns bei der Darstellung dieser vielfältigen psychischen Störungen nicht in die letzten Verästelungen solcher Auffälligkeiten hinein verirren. Doch soll auch hier alles Wesentliche zur Sprache kommen.

1. Trauma, Angst und Zwang – Gestörte Reaktionen

Jedem Menschen können im Laufe seines Lebens Dinge zustoßen, die zu einer psychischen Störung führen. Der eine ist da etwas empfindlicher, der andere nicht. Doch wenn nur das Ereignis belastend genug ist, dann kann es jeden treffen. Vor allem die deutsche Psychiatrie hatte da ursprünglich eine andere Auffassung. Denn bei ihr galt strikt, dass wirkliche und dauerhafte psychische Erkrankungen letztlich nur durch Schädigung des Organs Gehirn oder von innen heraus, also irgendwie genetisch bedingt, auftreten konnten. So wurde bei KZ-Opfern, die die Torturen überlebt hatten und darunter psychisch erkrankt waren, unterstellt, dass diese ohnehin seelisch so verletzlich gewesen seien, dass sie auch ohne den KZ-Aufenthalt erkrankt wären. Angesichts solcher Wissenschaft aus dem Elfenbeinturm, die praktischen Erfahrungen mit KZ-Opfern drastisch widersprach, stellten dann doch die Psychiater selbst ihr eigenes starres System in Frage. Gegen viele Widerstände setzte sich schließlich das Konzept der so genannten posttraumatischen Belastungsstörung (PTBS) durch, einer Erkrankung, die einen Menschen nach angstvoll und hilflos erlebten erschütternden Ereignissen, nach Krieg, Folter, Vergewaltigung, Terror, Geiselnahme etc., überfallen kann und deren bisweilen bleibende Folgen sich am Organ Gehirn sogar sichtbar ausprägen können. Die Patienten müssen immer wieder an das Ereignis denken, die Bilder davon überfallen sie unkontrollierbar, sie ziehen sich zurück, sind angespannt, der Schlaf ist gestört, die Gefühle sind wie erstarrt. Natürlich gibt es nicht bloß eine einzige Ursache für diese Störung. Immer spielt auch die seelische Grundausstattung mit hinein. Wir wissen, dass es schützende Faktoren gibt, die eine solche Störung weniger wahrscheinlich machen. Und so ist eine Vielzahl von therapeutischen Maßnahmen hilfreich. Neben spezieller Psychotherapie und Psychopharmakotherapie gibt es auch eine merkwürdige Methode, genannt EMDR (Eye Movement Desensitization and Reprocessing). Es hat sich nämlich per Zufall gezeigt, dass schnelle Augenfolgebewegungen zur Besserung vor allem dieser Störung helfen. Da steht dann ein gut ausgebildeter Psychiater vor einem Patienten, bewegt seinen Zeigefinger hin und her, und der Patient folgt dem mit den Augen. Wer eine solche Szene unerklärt von außen sehen würde, dem käme wohl der bekannte Satz in den Sinn, dass wir Psychiater uns von unseren Patienten nur durch den Kittel unterscheiden. Nun fragen Sie mich bitte nicht, warum das so gut wirkt. Sie brauchen auch keinen anderen zu fragen, denn man weiß es schlicht nicht. Da die Psychiatrie, wie die ganze Medizin, aber eine praktische Wissenschaft ist, wenden wir jede nachgewiesenermaßen wirksame Methode an. Und die Wirksamkeit von EMDR ist in vielen Studien belegt.

Inzwischen ist das Pendel freilich ins gegenteilige Extrem ausgeschlagen. Denn neuerdings vermutet man fast hinter allem und jedem eine posttraumatische Belastungsstörung. Nicht jeder Blechschaden mit dem Auto ist schon ein Trauma und nicht jede Schlafstörung oder unangenehme Erinnerung ist schon ein Hinweis auf eine psychische Erkrankung. Auch hier sind das Problem dann die Normalen, die mit ihren alltäglichen Beschwernissen mal wieder den wirklich Kranken die Therapieplätze wegnehmen.

Die posttraumatische Belastungsstörung ist wohl die extremste Ausprägung dessen, was einem im Laufe eines Lebens zustoßen kann. Doch es gibt auch mildere Vorfälle mit milderen psychischen Reaktionen. Da ist die sehr vorübergehende »akute Belastungsstörung« nach plötzlichen belastenden Lebensereignissen. Die »Anpassungsstörung« dauert länger und kann insbesondere nach Orts- oder Beziehungsveränderungen oder in der Folge schwerer körperlicher Erkrankungen eintreten. Es ist keine Depression von innen her, wie die oben beschriebene Melancholie, sondern hier stehen die äußeren Umstände als Auslöser ganz im Vordergrund. Antidepressiva wirken hier, wie bei allen leichten Depressionen, kaum.

Die Psychoanalyse hat für psychische Störungen, die im Laufe des Lebens auftreten und die nach ihrer Theorie letztlich auf frühkindlichen ungelösten Konflikten beruhen, den Begriff Neurose geprägt. Da gibt es dann depressive Neurosen, Angstneurosen, Zwangsneurosen und so weiter. Für all diese Störungen, wo im Laufe des Lebens etwas schiefgegangen ist, ist natürlich Psychotherapie die entscheidende Hilfe.

Angst spielt bei nahezu allen psychischen Störungen eine große Rolle. Hier muss freilich streng unterschieden werden. Da ist die existenzielle Angst, die jeder Mensch hat, die Angst vor Leid und Tod, vor der Begrenztheit seiner Existenz. Eine solche Angst ist völlig gesund. Wenn ein Mensch zum Beispiel in einer extremen Manie diese Angst komplett verlieren würde, dann wäre der Verlust dieser Angst außerordentlich gefährlich. Ein solcher Mensch würde in seiner Hochstimmung ohne Weiteres vor ein Auto rennen. Es gibt sie also: die gesunde Angst. Doch da ist auch jene krankhafte Angst, die einen Menschen immer mehr in ihren Bann schlägt, die mit allen möglichen merkwürdigen Körpergefühlen an ihm heraufkriecht, die entweder ganz allgemein und quälend unbestimmt bleibt oder bestimmte Situationen und Objekte betrifft. Eine solche krankhafte Furcht vor etwas Bestimmtem nennt man eine Phobie. Da gibt es die soziale Phobie, also die Angst, unter Menschen zu gehen, eine Aufzugphobie, eine Tierphobie, eine Scherenphobie und vieles andere mehr. Nicht selten existieren ein auslösendes Ereignis und ein Zeitpunkt, von dem an sich die Symptome entwickelt haben. Es gibt unterschiedliche Behandlungsmöglichkeiten. Neben einer medikamentösen Behandlung mit Antidepressiva sind es vor allem verhaltenstherapeutische Methoden, die sich bewährt haben. Da fährt dann der Therapeut mit dem Patienten so lange Aufzug, bis die Angst vor dem Aufzugfahren zurückgeht. Angst, panische Angst, charakterisiert die Panikstörung. Eine Panikattacke ist ein elementares Ereignis, das für den Patienten nicht selten mit Todesangst einhergeht. Der Blutdruck geht hoch, das Herz schlägt plötzlich bis zum Hals, Schweißausbruch, Zittern, Unruhe etc. Der Zustand dauert nur jeweils etwa eine halbe Stunde. Auch hier können medikamentöse Therapie und besonders eine kognitive Verhaltenstherapie helfen.

Die Zwangserkrankung ist eine eigenartige Störung. Ich behandelte eine alte Lehrerin, eine rührende, intelligente, sozial engagierte Frau, die ganz für ihre Schüler gelebt hatte. Sie litt bereits seit Jahrzehnten unter einer Zwangsstörung. Immer wieder musste sie beim Verlassen des Hauses kontrollieren, ob die Tür auch abgeschlossen sei. Auf der Straße musste sie immer wieder zurückgehen, weil ihr der Gedanke gekommen war, dass da jemand verletzt im Straßengraben liege. Immer wieder verrichtete sie in ihrer Wohnung zeitaufwändige Zwangsrituale, die große Teile der Tageszeit verschlangen. Sie sah ein, dass das alles Unsinn war. Die Frau besaß nicht viel, warum sollte jemand bei ihr einbrechen? Es war ganz unwahrscheinlich, dass sie jemanden im Straßengraben übersehen hätte, und durch die Zwangsrituale wurde ihre Wohnung keineswegs ordentlicher, sondern das leidige Chaos nahm zu. Bei einem Wahn ist der Patient von der Wahrheit seiner abwegigen Erlebnisse und Überzeugungen felsenfest überzeugt. Bei einem Zwang weiß der Patient um das Unsinnige seiner Zwangshandlungen oder Zwangsgedanken. Doch wenn er dem Zwang nicht nachgeht, entsteht eine unerträgliche Angst. Es gibt ausgeprägte Zwangserkrankungen, da ist das gesamte Leben vom Zwang bestimmt. Die Patienten entwickeln ein stundenlang dauerndes Waschritual, sie säubern die Wohnung so »gründlich«, dass alles zerstört wird. Arbeiten können sie natürlich dann nicht mehr, die ganze Familie wird in die Rituale einbezogen. Es spielen sich da in irgendwelchen Etagenwohnungen wahrhaftige Tragödien ab.

Die Zwangserkrankung ist schwer zu behandeln. Medikamentöse Therapie und Verhaltenstherapie gelten aber als Erfolg versprechend. Jene alte Lehrerin hatte in ihrem Leben schon viel Psychotherapie gemacht, ohne nachhaltigen Erfolg. Erst eine medikamentöse Behandlung mit einer bestimmten Gruppe der Antidepressiva wirkte so gut, dass sie damit nun besser leben konnte. Der Zwang war nicht völlig weg, aber die Lebensqualität deutlich verbessert.

2. Essen, Trinken, Sexualität – Wenn Bedürfnisse entgleiten

Angst bis zu einem gewissen Grade ist gesund, Ordnungsliebe bis knapp vor dem Zwang ist in Ordnung. Und auch Essen, Trinken und Sexualität tun dem Leben gut. Doch wie bei allem kann es auch dabei zu viel oder zu wenig geben, oder genauer krankhaft zu viel und krankhaft zu wenig. Die dramatischste Krankheit in diesem Bereich ist die Magersucht, die Anorexie.

Es ist eine der tödlichsten psychischen Erkrankungen überhaupt. Zwanzig Prozent der Patientinnen sterben. Die Erkrankung beginnt meistens bei intelligenten jungen Mädchen, die in der Pubertät Probleme mit ihrer entstehenden Weiblichkeit haben. Sie essen immer weniger, erbrechen heimlich, nehmen Abführmittel und versuchen, durch übertriebenen Sport noch zusätzlich abzunehmen. Sie entwickeln ein merkwürdiges Selbstbild, finden sich viel zu dick, obwohl sie ganz verhungert aussehen. In den Familien entwickelt sich oft eine für alle Beteiligten höchst anstrengende Dynamik. Verzweifelte Eltern, die eine letztlich unkontrollierbare und mit allen Wassern gewaschene Patientin vor dem geradezu sichtbar bevorstehenden Tod retten wollen, und eine Patientin, die auf einem Grat zwischen Leben und Tod balanciert. Die Behandlung ist meist langwierig, aber bei Erfolg ist ein Suizid auf Raten gestoppt und ein junger Mensch dem Leben zurückgegeben. Es gibt auch das Gegenteil, die Esssucht, die Hyperphagie. Auch da ist die Therapie in erster Linie Psychotherapie. Natürlich ist nicht jedes Übergewicht eine Krankheit und auch nicht jedes Untergewicht. Die Bulimie schließlich, eine Störung mit Heißhungerattacken, provoziertem Erbrechen und mit übermäßiger Aufmerksamkeit auf das Körpergewicht, ist ebenfalls vor allem psychotherapeutisch zugänglich.

Der Körper ist es, der bei den so genannten somatoformen Störungen im Zentrum des krankhaft übertriebenen Interesses steht, obwohl nachweislich keine krankhaften körperlichen Störungen vorliegen. Bei der hypochondrischen Störung kann es so weit kommen, dass ein Patient ständig befürchtet, schwer krank zu sein und daran mit Sicherheit sterben zu müssen. Das ganze Leben ist davon geprägt. Dabei werden solche Menschen nicht selten uralt, weil sie sich dauernd kontrollieren. Es gibt auch Somatisierungsstörungen, die sich auf bestimmte Organe konzentrieren. Bei der Herzangst besteht die andauernde Angst, dass das Herz im nächsten Moment stehen bleiben könnte. Es gibt aber bei der somatoformen Störung auch die Angst um die Atmung, die Verdauung oder anderes. Schließlich ist die Dysmorphophobie eine eigenartige Störung, bei der ein völlig »normal« aussehender Mensch der festen Überzeugung ist, entstellt auszusehen. Das kann sich bis zu wahnhaften schweren Leidenszuständen steigern. Da gibt es dann skrupellose »Schönheitschirurgen«, die solche Patienten hemmungslos in den Suizid hineinoperieren. Patienten mit somatoformen Störungen suchen in der Regel von sich aus nicht den Psychiater auf, sondern betreiben mitunter lange Zeit ein für alle Beteiligten leidvolles »Doctor-Hopping«.

Bei der Sexualität gibt es sehr viele Spielarten, die man alle heutzutage nicht mehr als krankhaft bezeichnen würde. Auch hier ist entscheidend, ob Menschen an ihrer Sexualität leiden oder andere leiden lassen. Psychotherapie ist das Mittel der Wahl, doch inzwischen gibt es bei Leiden unter sexueller Unterfunktion medikamentöse Hilfen, freilich ebenso bei Leiden unter sexueller Fehl- oder Überfunktion. Transsexualität hat übrigens mit Sexualität wenig zu tun. Es geht hier vielmehr um ein Leiden an der als fremd erlebten Geschlechtsidentität, ein Mann empfindet sich als Frau, eine Frau empfindet sich als Mann. Das Leiden daran kann erheblich sein. Die Therapie geht bis zu Operationen, die natürlich nicht aus einem Mann eine genetische Frau machen können oder umgekehrt. Es handelt sich vielmehr um eine kosmetische Operation, die mitunter Leiden lindern kann. Die Frage der sexuellen Aktivität ist bei diesen Patienten eher nebensächlich. Auch manches andere Verhalten kann leidvoll entgleiten. Bekannt ist die Pyromanie, die pathologische Brandstiftung, die Kleptomanie, pathologisches Stehlen, die Trichotillomanie, pathologisches Haareausreißen. Wobei natürlich auch die nichtpathologische betrügerische Brandstiftung, das nichtpathologische rücksichtslose Stehlen und das nichtpathologische brutale Haareausreißen höchst ärgerliche Handlungen sind. Doch gegen so etwas gibt es keine Therapie, weil das leider »normal« ist.

3. Dr. Jekyll und Mister Hyde – Psychiatrische Dramen

Und dann sind da noch die Dr. Jekylls and Mister Hydes, die multiplen Persönlichkeiten, und die psychisch bedingten Lähmungen, Krampfanfälle, »Besessenheitszustände«. Das ist die bizarre Gruppe der so genannten dissoziativen Störungen, die immer schon großes öffentliches Interesse ausgelöst haben, die immer gut sind für einen Filmstoff und die doch in der Praxis vergleichsweise selten vorkommen. Es gibt Menschen, die vor allem nach plötzlichen erschütternden Ereignissen Teile ihres Bewusstseins sozusagen abspalten können, als gehörten diese Teile nicht zu ihnen, und die dann bestimmte Störungen in Szene setzen. Wie vollständig diese Abspaltung ist, also wie bewusstseinsnah diese merkwürdigen Zustände sind, das kann man nicht immer genau sagen. Jedenfalls schränken diese schließlich mehr oder weniger automatisierten Phänomene die Lebensqualität bei diesen Menschen manchmal erheblich ein. Es ist Aufgabe des einfühlsamen Therapeuten, den Patienten Brücken zu bauen, auf denen sie die auffälligen pathologischen Verhaltensweisen verlassen und wieder zu mehr oder weniger normalen Reaktionen zurückkehren können.

Eines Tages rief uns unser Chef zu einem Patienten, der mit einer Lähmung des rechten Armes gekommen war. Neurologisch waren überhaupt keine Ausfälle festzustellen, die Reflexe des rechten Armes waren genauso lebhaft wie die des linken Armes, der Tastsinn war unverändert, das heißt, eigentlich waren alle Nerven- und Muskelfunktionen völlig intakt. Doch der Patient wies mit demonstrativem Nachdruck auf seine »Lähmung« hin. Die »Lähmung« betraf freilich Muskeln, die gar nicht gemeinsam von einem Nerv versorgt wurden. Der Patient wirkte also auf eine Weise gelähmt, wie sich ein medizinischer Laie nun mal eine »Armlähmung« vorstellte. Der junge Mann hatte Probleme am Arbeitsplatz und da war es zu der Lähmung gekommen. Mit suggestivem Zureden gelang es schließlich, dass der Patient langsam den Arm wieder bewegen konnte. Nach einer Stunde war der Spuk vorbei. Es wäre falsch zu behaupten, der Mann habe das alles mit kühler Berechnung so inszeniert, aber das Ganze war auch nicht komplett vom Bewusstsein abgetrennt. Deswegen konnte man den Patienten überhaupt durch suggestives Reden erreichen.

Die Fähigkeit zu diesen Reaktionen haben nicht alle Menschen. Wer so reagieren kann, dem können solche Phänomene in besonderen Belastungssituationen zustoßen. Es gibt therapeutische Schulen, die sich bemühen, die symbolische Bedeutung dieser Störungen zu verstehen, eine psychisch bedingte »Blindheit« bei intakten Augen, wenn Menschen offensichtlich irgendetwas nicht mehr sehen wollen, eine psychisch bedingte Gangstörung bei intakten Beinen, wenn Menschen sich weigern, einen bestimmten Schritt in ihrem Leben zu tun, eine psychisch bedingte Gedächtnisstörung, wenn solche Menschen sich an ein beschämendes Ereignis nicht mehr erinnern wollen oder können. Hier wird also eine psychische Störung unbewusst vom Patienten symbolisch sichtbar gemacht.

Bei der so genannten Fugue ist der Patient nicht gelähmt, sondern ganz im Gegenteil: Er läuft plötzlich weg, aber nicht einfach so, sondern er verschwindet für Tage und Wochen aus seinem Leben. Die Angehörigen wissen nicht, wo er ist, und er selbst findet sich dann nach Tagen oder Wochen irgendwo wieder, manchmal Hunderte Kilometer von zu Hause entfernt, und kann sich gar nicht oder nur sehr vage an seine Irrfahrt erinnern. Solche Fälle erscheinen dann nicht selten in den Gazetten, genauso wie psychisch bedingter Gedächtnisverlust bei Patienten, die plötzlich alles, selbst den eigenen Namen, vergessen haben.

Es gibt auch psychisch bedingte Krampfanfälle. Die wirken oft viel dramatischer als »echte« epileptische Anfälle. Nimmt man solche Anfälle mit der Kamera auf, so kann man in der Zeitlupe sehen, wie sich die Patienten noch kurz vor dem Hinstürzen schnell abstützen, um Verletzungen zu vermeiden. Auch hier darf man nicht schlicht absichtliche Täuschung unterstellen, denn auch solche Abläufe sind bei diesen Patienten, wie bei allen Patienten mit dissoziativen Störungen, der besonnenen abgewogenen Entscheidung des Patienten entzogen. Besonders skurril ist das so genannte Ganser-Syndrom, bei dem der Patient »verrückt spielt«. Er antwortet betont verrückt knapp an den gestellten Fragen vorbei.

Die spektakulärste Diagnose ist dann wohl die »multiple Persönlichkeit«. Hier stellt der Patient zwei oder mehrere Persönlichkeiten dar, die wechselseitig nichts voneinander »wissen«, oft eine eigene Stimmlage, ein eigenes Gedächtnis, kurz gesagt eine eigene Identität haben. Die Patienten können damit erhebliche Aufmerksamkeit erregen und die Therapeuten so sehr faszinieren und fesseln, dass insgesamt ziemlich komplizierte Konstellationen entstehen. Aber auch die Patienten selbst kommen aus dem Drama kaum noch heraus. Bei all diesen Störungen stellt sich die Frage nach der Freiheit des Patienten seiner Symptomatik gegenüber besonders dringlich. Der Ärger über das inszeniert Wirkende dieser Störungen hält sich beim Therapeuten nicht selten die Waage mit dem Bewusstsein, dass die Patienten letztlich selber keinen Ausweg mehr finden und oft sehr schwer unter ihrer Symptomatik leiden. Gewiss ist bei all dem das Vermeiden allzu großer Aufmerksamkeit auf die Symptomatik und zugleich die intensive und bemühte Suche nach nützlicheren Bewältigungsstrategien und nach angemesseneren Ausdrucksformen für Not und Sorge hilfreich.

4. Extreme Menschen und der letzte Mensch – Wie die Normalen »das Glück« erfanden

Solche Phänomene tauchen nicht selten bei Menschen auf, die eher extrovertiert sind, die also eher dazu neigen, ihr Innerstes nach außen zu wenden. Hysterisch nannte man früher einen solchen Charakterzug. Doch einerseits ist dieses Wort von einer ganz bestimmten Therapieschule, nämlich der Psychoanalyse, geprägt. Andererseits ist es inzwischen zum Schimpfwort abgesunken, so dass man für solche Persönlichkeitsauffälligkeiten mittlerweile das Wort »histrionisch« verwendet, das nun ungefähr das Gleiche bedeutet. Da haben wir es wieder, das Elend der Psychiatrie. Immer aufs Neue missbrauchen die Normalen Diagnosen, also Worte, die ausschließlich zur Hilfe für Patienten gedacht sind, zur Diskriminierung von Menschen.

Das gilt auch vom Wort »Psychopath«. Ursprünglich bezeichnete es Menschen, unter deren Persönlichkeitseigenart sie selbst oder andere litten. Das können sehr anstrengende Zeitgenossen sein, die gerade in großen Krisensituationen ihren Auftritt haben. »In den kühlen Zeiten begutachten wir sie, in den heißen – beherrschen sie uns«, hat ein berühmter deutscher Psychiater über Psychopathen einmal gesagt. Und so war es dann auch. Denn die klassische Psychopathielehre beschrieb nur eine Charakterabnormität, ohne wirkliche Behandlungsmöglichkeiten aufzuzeigen. Bei extrem mühsamen Ausprägungen könnte man auf den Gedanken kommen, das seien Menschen, die der liebe Gott geschaffen hat, damit wir uns aufs Paradies noch freuen können. Doch genug mit den Vorurteilen. Denn wenn man einmal verstanden hat, wie manch ein irritierender oder gar abstoßender Widerling, manch eine merkwürdige Nervensäge, manch ein skurriler Sonderling, so geworden ist, wie er jetzt ist, bietet sich ein anderes Bild. Denn die Aversionen und Irritationen, die er bei uns im ersten Moment hervorruft, löst er ja bei all seinen Mitmenschen immer wieder aus, und das lassen sie ihn natürlich spüren. Ein solches Leben muss sehr mühsam sein und so kann man plötzlich diese Menschen verstehen und sogar Mitleid mit ihnen haben. Daher ist Psychopathie eigentlich ein einfühlsames Wort, das das Leiden dieser manchmal etwas anstrengenden Menschen in den Vordergrund stellt.

Denn jeder Mensch hat ja so seine Auffälligkeiten. Das ist auch gut so und man darf das nicht gleich als krank oder krankheitswertig diskriminieren. Doch es gibt erfahrungsgemäß so extreme Ausprägungen von Persönlichkeitsauffälligkeiten, dass die Menschen selbst oder ihre Umgebung sehr darunter leiden. Erst dann ist eine Diagnose gerechtfertigt. Psychopathen sind unter allen, die psychische Störungen haben, den Normalen am ähnlichsten. Deswegen hassen die Normalen sie vielleicht mit besonderer Inbrunst. Psychopathen stören mit ihren schrillen, in ganz verschiedene Richtungen gehenden Auffälligkeiten das normale langweilig vor sich hinplätschernde Leben. Das macht die Normalen besonders aggressiv. Und so gehen die Normalen mit dem Wort »Psychopath« ausnehmend gehässig um. Sie machten aus dem Heilmittel ein Kampfmittel und versuchten sich gegenseitig mit dem Wort »Psychopath« zu verletzen. Da war dieses gute Wort für seinen eigentlichen Zweck schließlich nicht mehr verwendbar, und so sprechen wir heute lieber von »Persönlichkeitsstörungen«, was leider viel zu technisch klingt. Persönlichkeitsstörungen sind im Grunde von Kindheit an bestehende, vergleichsweise extreme Persönlichkeitseigenarten, die Leid hervorrufen. Es sind für die Betroffenen selbst und für die Umgebung mühsame Auffälligkeiten, die im Strickmuster von Menschen begründet sind. Ein solches Strickmuster kann man natürlich nicht grundsätzlich ändern. Psychotherapie kann aber erfolgreich dabei helfen, mit dieser Charaktereigenart besser umzugehen, sich vielleicht Lebensbereiche zu erschließen, in denen man damit nicht unangenehm, sondern eher angenehm auffällt, und schließlich auftretende Krisen besser zu bewältigen.

Der »hysterisch«, »histrionisch«, »geltungsbedürftig«, »demonstrativ«, »extrovertiert«, oder wie die mehr oder weniger gleichbedeutenden Worte sonst noch heißen, gestörte Mensch mag mit seinem zum kreativen Chaos neigenden Charakter in einem Archiv völlig fehl am Platz sein und den Archivdirektor in den Wahnsinn treiben – was, wie wir wissen, ja nicht geht, Verzweiflung muss also reichen. Auf der Bühne dagegen mag der gleiche Mensch glanzvolle Erfolge feiern zu seinem eigenen und des Publikums Vergnügen. Da kann eine gute Arbeitsplatzberatung die beste Therapie sein. Umgekehrt mag ein »zwanghafter«, »anankastischer«, übertrieben ordnungsliebender Mensch der reinste Segen für ein Archiv oder für die Buchhaltung sein. Doch wenn er mit seiner korrekten, umständlichen und staubtrockenen Art eine Bühne betritt, dann erschießt sich der Regisseur und das Publikum rennt aus dem Theater.

Es gibt dann noch die ängstlich vermeidende Persönlichkeitsstörung, die extreme Form des »Angsthasen«, die »abhängige« Persönlichkeitsstörung, zum Beispiel das ewige

Muttersöhnchen, die stets misstrauische »paranoide« Persönlichkeitsstörung, die »schizoide«, die gar nichts mit Schizophrenie zu tun hat, sondern nur ein bisschen sehr eigenbrötlerisch ist. Schließlich die »dissoziale« Persönlichkeitsstörung, die mit ihrem rücksichtslosen Verhalten vor allem die Gerichte beschäftigt und von der viele sagen, sie entziehe sich jeder aussichtsreichen Behandlung. Auf diesem Feld haben Psychiater ganz unterschiedliche Unterteilungen vorgeschlagen. Bei der hier vor allem verwendeten Einteilung nach dem derzeit gültigen Schema der Weltgesundheitsorganisation, dem ICD-10, fehlt dann nur noch die emotional instabile Persönlichkeitsstörung vom impulsiven Typus und vom Borderline-Typus. Der impulsive Typus beschreibt die alten »reizbaren Psychopathen«.

In aller Munde ist aber seit einigen Jahren die »Borderline-Störung«. Das sind Patienten auf der »Borderline«, also auf der Grenzlinie zwischen Neurose und Psychose. Sie verlieren niemals völlig ihre Ich-Stabilität, werden also nie wirklich psychotisch. Aber dieses Ich ist doch zutiefst verunsichert. Borderline-Patienten leiden darunter, immer sehr intensive, aber höchst wechselhafte Beziehungen zu unterhalten. Sie werden von ihren eigenen Emotionen steil nach oben und tief nach unten gerissen und stehen unter dauernder Anspannung. Ihr Selbstwertgefühl ist mitunter am Boden. Immer wieder werden sie von Suizidimpulsen heimgesucht. Sie haben kaum ein Gefühl für sich selbst und fügen sich schmerzhafte Schnitte zu, um sich wenigstens irgendwie zu spüren und die unerträglichen Spannungen zu lösen. Der Umgang mit Borderline-Patienten ist anstrengend. Sie wirken nicht nur selbst in ihren Emotionen bisweilen wie gespalten, sie spalten auch ihre Umgebung.

Wenn ich höre, dass auf einer Station dicke Luft bei den Stationsmitarbeitern herrscht, dann frage ich mitunter, wie denn die Borderline-Patientin heißt ... Solche Spaltungen vollziehen sich durchaus subtil. Da offenbart die bekanntermaßen schwierige Patientin der neuen Schwester auf der Station unter vier Augen, sie, die neue Schwester, sei der erste Mensch, dem sie sich total öffnen könne, sie habe so ein tiefes Verständnis für sie, könne zuhören, und was sie dann sage, das helfe ihr, der Patientin, ungeheuer weiter. Mit den anderen Pflegekräften auf der Station sei es ja nicht weit her, die könnten das alles nicht so gut ... Die neue Schwester wird sich dann vielleicht sagen, dass sie zwar immer schon gewusst habe, dass sie gut sei, aber so gut habe das eigentlich noch niemand verstanden und formuliert, und die Kollegen, ja wirklich, die seien nicht immer das Gelbe vom Ei ... Beschwingt fährt die Schwester nach Hause, nachdem sie einigen ohnehin schon genervten Kollegen noch einige, wie sie findet, lehrreiche Hinweise gegeben hat, wie man besser mit der anstrengenden Patientin umgehen könne. Sie macht sich damit nicht gerade beliebt bei den Kollegen, die vor sich hinbrummen, sie wüssten schon selbst, was sie zu tun hätten, sie solle sich mal nicht einmischen. Am nächsten Morgen kommt sie wieder und als sie die Patientin trifft, lässt die sie merkwürdigerweise eiskalt abblitzen. Als sie nachfragt, bricht es aus der Patientin heraus: »So etwas wie Sie habe ich wirklich noch nie erlebt! Da rede ich mit Ihnen ganz vertraulich, und Sie haben nichts Besseres zu tun, als dann in bestem Einvernehmen ellenlang mit Ihren Kollegen zu reden, mich haben Sie gar nicht mehr beachtet. Sie haben mich in meiner Not völlig allein gelassen. Mit Ihnen rede ich kein Wort mehr ...« Da schwebte man doch gestern noch auf Wolke sieben, da hielt man sich für die Größte und jetzt auf einmal das! Solche Schwankungen sind bei Borderline-Störungen normal. Sie sind, das muss man sich stets vor Augen halten, vor allem für die Patienten selbst sehr anstrengend, für die Umgebung aber auch.

Die Amerikanerin Marsha Linehan hat für diese Störung das wohl derzeit anerkannteste Therapieprogramm entwickelt mit dem komplizierten Namen »dialektisch-behaviorale Therapie« (DBT). Dieses verhaltenstherapeutisch orientierte Programm versucht, den Patienten für Alltagssituationen mehr Sicherheit mit sich und den anderen Menschen zu vermitteln. Dennoch sind die Behandlungen stets langwierig und schwierig. Borderline-Störungen betreffen weit überwiegend Frauen und haben in den vergangenen Jahren erheblich zugenommen. Während ich am Beginn meiner Zeit als Assistenzarzt vielleicht zwei derartige Patienten im Jahr sah, nehmen wir heute bisweilen zwei solche Patienten pro Woche auf. Warum dieses ausgeprägte Störungsbild so stark zunimmt, weiß man nicht genau. Natürlich gibt es da unterschiedliche Theorien. Die Psychoanalyse zum Beispiel zählt die Borderline-Störung zu den so genannten frühen Störungen, die in der frühesten Phase der kindlichen Entwicklung ausgelöst werden, weil das Kind sich als Ganzes nicht angenommen fühlt. Das führe zu der existenziellen Verunsicherung, die sich bei der Borderline-Störung darstellt.

Übrigens ist nach psychoanalytischer Theorie der krankhafte Narzissmus ebenfalls eine frühe Störung. Auch diese Menschen fühlen sich im Kern ihrer Person nicht wirklich angenommen. Sie sind hochgradig kränkbar und interessieren sich eigentlich nur für sich selbst. Beinahe süchtig suchen sie ihr ganzes Leben lang nach Liebe und Zuwendung, ohne dass die viele Liebe und Zuwendung, die sie sich erzwingen, jemals reicht. Manche Persönlichkeit des öffentlichen Lebens, die im gleißenden Scheinwerferlicht mit zur Maske erstarrtem Dauerlächeln gierig nach Beifall lechzt, leidet insgeheim an dieser tragischen Störung. Doch gilt dieses verschwiegene Leiden im Land der Promis schon fast als normal.

Am Ende dieses Kapitels sei aber noch einmal daran erinnert, dass alle Menschen im Zweifel als gesund zu gelten haben, auch Sie und ich. Nicht jeder, der etwas unausgeglichen und impulsiv ist, hat gleich eine Borderline-Störung, nicht jeder, der sich hinreißend auf einer Bühne präsentiert, ist gleich »hysterisch« oder »histrionisch«, nicht jeder, der sorgfältig ein Archiv leitet, ist gleich zwanghaft »anankastisch«. Doch wir wissen eben auch, dass es bei all diesen farbigen Eigenschaften von Menschen schrille Übertreibungen gibt, so schrill, dass es wehtut, dass der Mensch selbst oder seine Umgebung darunter leidet. Und erst wenn wirkliches Leiden auftritt, dann ist Therapie gefragt und infolgedessen muss man diagnostizieren. Wer aber ohne solche Anlässe herumdiagnostiziert und gleich alle anormalen, alle außergewöhnlichen, alle auffälligen Menschen mit Hilfe von Diagnosen in die Uniformen einer political correcten Normalgesellschaft zurückprügeln wollte, der betriebe das zynische Ende der Menschheit, wie es Friedrich Nietzsche vorschwebte:

»Die Erde ist dann klein geworden und auf ihr hüpft der letzte Mensch, der alles klein macht ... Man ist klug und weiß alles, was geschehen ist: so hat man kein Ende zu spotten ... Man hat sein Lüstchen für den Tag und sein Lüstchen für die Nacht: aber man ehrt die Gesundheit. ›Wir haben das Glück erfunden‹ – sagen die letzten Menschen und blinzeln.«

Der endgültige Sieg dieser blinzelnden, aber massenhaft auftretenden Normalen über all die liebenswürdigen farbigen Originale wäre der Triumph öder Spießigkeit, die Diktatur political correcten Denkens und political correcten Handelns, der Untergang des einmaligen Menschen im Rauschen grauer Mittelmäßigkeit. Es sieht nicht so aus, als sei diese Gefahr allzu gering.

Das Ende vom Lied

Damit sind wir am Ende der Expedition durch dieses Land der unbegrenzten Möglichkeiten angelangt, durch das Land all der liebenswürdigen, merkwürdigen, sonderbaren, fantasievollen und farbigen Gestalten, die unsere psychiatrischen Abteilungen und Krankenhäuser bevölkern und denen Sie gestern im Bus oder in der Bahn gegenübergesessen haben, ohne davon etwas zu merken. Sie sind ja in den allermeisten Fällen nur in ganz kurzen Phasen ihres Lebens krank – und übrigens sie, das sind eigentlich nicht »sie«, sondern das sind im Grunde »wir« alle, denn jedem von uns kann am Anfang, auf der Höhe oder erst am Ende unseres Lebens eine psychische Störung zustoßen. Es wird also höchste Zeit, dass alle sich interessiert, respektvoll und aufgeschlossen mit den Menschen beschäftigen, die ein Leben lang oder nur zeitweilig an den Grenzen dessen leben, was wir normal zu nennen gewohnt sind, oder sogar weit darüber hinaus.

Die Psychoanalyse lehrt, dass Menschen schwer gestört sind, wenn sie Teile ihrer Lebensgeschichte oder ihrer eigenen vielgestaltigen psychischen Existenz von sich abspalten, als seien die ganz fremd und gehörten nicht zu ihnen. Genauso schlecht ist es um eine menschliche Gesellschaft bestellt, die das Verrückte in ihr bloß ausstößt, im besten Fall gegen Geld in eigenen abgeschlossenen Bereichen professionell versorgen lässt und sich selbst ein gräuliches, starres, intolerantes Selbstbild von Normalität zulegt, das doch bloß Fassade ist. Eine auf diese Weise selbstunsichere Gesellschaft wäre nicht souverän und gelassen, sondern bei jedem Kratzen an dieser Fassade bereits zutiefst beunruhigt, latent aggressiv. Damit wäre sie auf dem besten Weg zur Diktatur der Normalität, die die eigene Unsicherheit mit schlichten Parolen überspielt und alles Abweichende rücksichtslos bekämpft. »Normal ist leichter Schwachsinn«, dieser eigentlich nur mit Bezug auf die menschliche Intelligenz geprägte berühmte Satz eines Psychiaters zu Beginn des wahnsinnig gewordenen 20. Jahrhunderts irrlichtert heute voll schillernder Ironie. Die Totalitarismen des 20. Jahrhunderts haben jedenfalls die Instrumente erfunden und ausprobiert, mit denen man eine solche Diktatur der Normalität umsetzen kann. Auch wenn sich jene Staatsformen im Kampf der Systeme als zu schwach erwiesen und ihre Inhalte zu Recht auf dem Müllhaufen der Geschichte gelandet sind: Dass man eine ganze Gesellschaft mit modernen Methoden uniformieren kann, ist nun für immer im Gedächtnis der Menschheit gespeichert. Sind wir heute wieder so weit? Schon klagen Philosophen darüber, dass man inzwischen längst nicht mehr so frei reden kann wie noch vor fünfzig Jahren, dass die political correctness alle Bereiche des Lebens ergreift und die Öffentlichkeit gnadenlos über Menschen herfällt, die sagen, was man nicht sagen darf, und die nicht sagen, was man zu sagen hat.

Gerade das aber tun Menschen mit psychischen Störungen. Sie lassen sich nicht uniformieren. Sie erlauben sich verrückte Gedanken. Sie sprengen starre Konventionen. Damit erweisen sie uns allen einen großen Dienst, denn sie halten die humane Temperatur einer Gesellschaft über dem Gefrierpunkt, indem sie ihr nicht nur ein menschliches Gesicht, sondern ganz viele unterschiedliche menschliche Gesichter geben. Psychisch kranke Menschen sind nicht bloß gewöhnlich, sie sind außergewöhnlich. Sie sind nicht bloß ordinär wie unsereins, sondern extraordinär. Nichts Menschliches ist ihnen fremd. Wenn man auf solche Weise erst einmal die unsichtbaren Schranken niedergelegt hat, die immer noch die Normalen von den anderen trennen, wird der Blick frei für diese liebenswürdige und bunte andere Welt, die chaotischer, aber auch fantasievoller, die erschütternder, aber auch existenzieller, leidvoller, aber auch weniger zynisch ist als die glatt lackierte allgemein herrschende Normalität.

Da sind die ehrgeizigen eitlen Erfolgsmenschen, die als Demente zum ersten Mal in ihrem erwachsenen Leben hilfsbedürftig, aber dadurch zugleich auch erstmals wirklich echt und anrührend wirken. Da sind die immer so korrekten und empfindsamen Süchtigen, die ihr Leben lang unermüdlich auf der

Suche sind nach einem Menschen, der sie nicht mehr beschämt, verachtet, verletzt, und die sich im Rausch hinaussehnen aus einer ihrer Empfindsamkeit so rücksichtslos zusetzenden Welt. Da sind die weisen Schizophrenen, die nicht bloß in einer, sondern in ganz vielen fantastischen Welten leben, die sich jeder uniformierenden Zudringlichkeit ihrer Mitmenschen höflich verweigern und ihr Geheimnis niemandem aufdrängen. Die dünnhäutiger sind als andere, aber dadurch auch sensibler für manches, das uns nicht der Rede wert erscheint. Da sind die erschütternd Depressiven, die angstvoll ins existenzielle Nichts starren, die für eine Zeit ihres Lebens unfähig geworden sind, ihren Blick von den alles in Frage stellenden Urerfahrungen des Menschen wegzuwenden, von auswegloser Schuld, von existenzieller Bedrohung, von hoffnungsloser Angst. Über sie hinweg tanzt eine Gesellschaft am Rande des Abgrunds, die blind ist für die wirklich wichtigen Fragen – und diese Blindheit komischerweise für normal hält. Da sind die hinreißenden Maniker, die in ihrer prallen und unmittelbaren Vitalität mitten in eine in leblosen Riten erstarrte Normalgesellschaft hineinplatzen. Die trotz all ihres Größenwahns ganz hemmungslos die Wahrheit sagen, so wie Kinder es manchmal tun, und dadurch plötzlich all die Verlogenheiten der »Normalen« spektakulär entlarven. Da sind die Menschen, die von Lebensereignissen aus der vorgezeichneten Bahn geworfen wurden und die nun angeschlagen und vom Leben gezeichnet ihren wirklichen Weg suchen, der oft durch Leidensphasen hindurch zu größerer Reife und tieferer Gelassenheit führt. Und da sind schließlich all diese schrillen Gestalten, die sich und andere immer wieder nachhaltig beunruhigen, die so gar nicht normal, aber auch nicht eigentlich krank sind. Sie bringen Farbe in ein dahinplätscherndes Leben, es sind die Aufreger, die Übertreiber, die allzu kantigen Gestalten, an denen man sich gelegentlich verletzen kann und an denen man zugleich kaum vorbeikommt. Hat der liebe Gott diese Menschen mit dem gewissen Etwas wirklich geschaffen, damit man sich aufs Paradies noch freuen kann, weil es da keine solchen Psychopathen mehr gibt? Oder ist es nicht vielleicht ganz anders und wir regen uns im Paradies bloß nicht mehr so auf? Vielleicht finden wir das ganz und gar Außergewöhnliche dann sogar gut. Vielleicht gibt es im Paradies ein lustiges Durcheinander von Schizophrenen, Manikern, Neurotikern und Psychopathen – aber niemanden mehr, der darunter leidet, und vor allem keine Psychiater, die die Fülle des Außergewöhnlichen in biedere Diagnosen verpacken.

Und wenn nicht das Gewöhnliche, sondern das Außergewöhnliche Ewigkeitscharakter haben sollte, dann mag es sein, dass es im Himmel vielleicht sogar überhaupt nichts Normales geben wird, sondern nur Originales, nichts Serienmäßiges, sondern nur Echtes, nichts Mittelmäßiges, sondern nur Staunenswertes. Dann hätte sich der »Münchner im Himmel« vielleicht so richtig wohlgefühlt und wäre nicht am ewigen Hallelujasingen verzweifelt.

Von einem so farbenfrohen Himmel scheinen wir heute allerdings hier auf unserer Erde weiter entfernt als je zuvor. All die ordentlichen Normalen haben uns gezähmt und das Leben uniformiert. Hotels sehen in der ganzen Welt inzwischen gleich aus, Krawatten und Anzüge auch, und selbst die Umgangsformen haben sich weltweit angeglichen. Exotisches gibt es eigentlich nur noch im Museum. Und alles Irritierende soll irgendwie »psychologisch« wegerklärt oder am besten psychiatrisch weggesperrt werden. Es sind die Normalen, die psychisch Kranke aussondern, zugleich aber wirksame Behandlungsformen gedankenlos verteufeln.

Die Tyrannei der Normalität lebt von der großen Illusion der ewigen Weiterexistenz des Normalen und der Flüchtigkeit des Außergewöhnlichen. Dabei wird es wohl eher umgekehrt sein. Denn das Normale ereignet sich nicht, es ist nur der Hintergrund für das Eigentliche. Im Grunde existiert das Normale nicht, denn es hat keine Substanz. Die Frage nach der Ewigkeit stellt sich erst angesichts der Unwiederholbarkeit eines Menschen, und wer da genauer hinsieht, kann die Außergewöhnlichkeit eines jeden Menschen gewahren. Dann kommen in hellen Momenten sogar hinter dem Schleier der wohlanständigen Normalität all der Normopathen die längst vergessenen lebendigen Farben zum Vorschein, und an diese einmaligen Färbungen erinnert man sich, wenn man sich an Menschen erinnert.

Oft freilich sind die Schleier in einer normierten Gesellschaft so dicht, dass man keine Farben mehr erkennen kann. Dann sind es nur noch die außergewöhnlichen Menschen, die uns an das erinnern, was eigentlich hinter all den Menschen wirklich steckt. Nicht »krank« ist also der Gegensatz von »normal«, sondern vielmehr »außergewöhnlich«. Und von den Außergewöhnlichen sind einige behandelbar krank und andere dauerhaft hilfsbedürftig behindert, die übrigen Außergewöhnlichen aber sind die farbigen Grenzgänger unserer Gesellschaften.

Das Mittelalter und die frühe Neuzeit feierten solche Gestalten. Wer die Berichte von der prallen Farbigkeit des Lebens im »Herbst des Mittelalters« liest, wer die literarischen Annäherungen in Victor Hugos hinreißendem Menschheitsdrama, dem »Glöckner von Notre Dame«, und in Giuseppe Verdis tragischem Narrenstück »Rigoletto« bewundert, der mag für kurze Momente bedauern, dass er die unglaubliche Intensität dieser Zeiten und ihrer Menschen nicht leibhaftig miterleben kann. Das verkennt nicht die heftigen Kontraste und tiefen Schatten, die über diesen Epochen liegen. Doch aus jenen Zeiten dringt uns Heutigen noch der Festlärm der Menschen ans Ohr, die zu feiern wussten, wo man nie gewiss war, dass nicht schon im nächsten Moment Gevatter Tod, in welcher Gestalt auch immer, das letzte Stündchen einläutete. Es war die Zeit lange vor der Erfindung des Small-Talks, lange vor der Erfindung jener genormten unvermeidlichen Canapees, die uns heutzutage von der Wiege bis zur Bahre bei jedem Anlass gereicht werden, die Zeit lange vor den ritualisierten Festreden, die mit vielen leeren Worten nichts sagen. Gewiss, man sündigte auch in jenen Zeiten. Aber man sündigte kräftig und nicht routinemäßig. Und so waren auch die großen Sünder große Anreger, zum Guten wie zum Schlechten.

Man musste damals wohl das Außergewöhnliche nicht eigens suchen. Doch auch heute gibt es sie, die Außergewöhnlichen, die Menschen mit dem gewissen Etwas. Und auch heute geben sie dem Leben jenen würzigen Geschmack, der das Leben so lebenswert macht.

Behandeln wir also wirklich die Falschen? Ja und nein. Es ist ein Glück, dass psychisch Kranken in unserer Gesellschaft heute viele gute Behandlungsmethoden zur Verfügung stehen. Und das ist gut so. Wenn aber mit Behandlung nicht bloß Therapie gemeint ist, dann verdienten in der Tat die vielen Normalen eine aufmerksamere Behandlung als die wenigen Kranken. Man sollte sich einfach nicht mehr alles bieten lassen. Mit dem Stimmzettel und mit Satire kann man sie erfolgreich in die Schranken weisen, die wahnsinnig und blödsinnig Normalen. Vielleicht nimmt dann der ganz normale Wahnsinn und der ganz normale Blödsinn ein bisschen ab – und die Vielfalt der Außergewöhnlichen bringt wieder mehr Farbe und mehr Lust am Leben in die Welt.

Sind Sie selbst, werden Sie sich jetzt am Schluss vielleicht fragen, normal oder außergewöhnlich? Da kann ich Ihnen weiterhelfen, lieber Leser. »Wer hier normal ist, bestimme ich!«, behaupte ich manchmal in meinem Krankenhaus – nachdem ich mich freilich gründlich vergewissert habe, dass die Zuhörer Humor haben. Ich erkläre also hiermit feierlich, dass ich Sie, lieber Leser – nicht für normal halte. Sie müssen nach meiner festen Überzeugung zur Gruppe der außergewöhnlichen Menschen gehören. Denn wer Bücher kauft, gehört schon zu einer Minderheit, und wer Bücher sogar liest und sie nicht bloß verschenkt, der ist nun wirklich nicht normal. Also keine Sorge, wenn Sie es bis hierhin geschafft haben, ein Buch zu lesen, dann sind Sie ganz sicher nicht normal. Mit anderen Worten, wenn es stimmt, dass unser Problem die Normalen sind: Wegen Ihnen, lieber Leser, hat die Menschheit keine Probleme …

Nachwort

Das vorliegende Buch erhebt den Anspruch, das Wesentliche von Psychiatrie und Psychotherapie darzustellen. Das ist gewiss ein heikles Projekt. Denn so, wie man behauptet, es gebe so viele Psychotherapiemethoden, wie es Psychotherapeuten gibt, so gibt es sicher auch genauso viele unterschiedliche Auffassungen darüber, was denn in diesem Feld wesentlich ist. Ich stehe also zu meiner sehr subjektiven Auswahl, die mit den Zufälligkeiten einer über dreißigjährigen Tätigkeit in der Psychiatrie zu tun hat. Besonders subjektiv ist wahrscheinlich die Übersicht über die Psychotherapiemethoden, die sehr viel mit meiner eigenen Lebensgeschichte zu tun hat. Dennoch habe ich versucht, das Ganze der Psychiatrie und Psychotherapie so darzustellen, dass die häufigsten und wichtigsten Störungen vorkommen. Es fehlt die Kinder- und Jugendpsychiatrie, weil das inzwischen eine eigene Wissenschaft ist, in der ich keine Erfahrung gesammelt habe. Es fehlt auch der Bereich der geistigen Behinderung, der Intelligenzminderung. Natürlich können auch geistig Behinderte psychisch erkranken und diese Erkrankung ist dann gefärbt von der Intelligenzminderung. Doch die geistige Behinderung an sich ist kein relevanter Gegenstand der psychiatrischen Wissenschaft, und allzulange hat eine Vermischung beider Bereiche in den großen »Irrenhäusern« das Image der Psychiatrie nachhaltig belastet.

Übrigens muss ich mich noch bei den Psychologen entschuldigen, weil ich der Einfachheit halber immer von Psychiatern gesprochen habe. In vielen Fragen sind Psychologen, wenn sie eine Zusatzausbildung in der Psychotherapie haben, mindestens genauso kompetent, wenn nicht kompetenter als Psychiater. Sie können nur halt keine körperliche Untersuchung durchführen und dürfen keine Medikamente verordnen. Die von mir gewählte Einteilung richtet sich grob nach der neuesten Klassifikation des ICD-10, des Klassifikationsschlüssels der Weltgesundheitsorganisation, der für wissenschaftliche Zwecke äußerst hilfreich ist. Das Buch nutzt aber auch die Vorteile des zum Teil besser verstehbaren so genannten »triadischen Systems der Psychiatrie« der alten deutschen Psychiatrie. Denn um psychische Krankheiten und vor allem psychisch kranke Menschen zu verstehen, reicht es nicht, sie bloß zu beschreiben. Ich habe mich bemüht, mit vielen Patientengeschichten Fleisch an die Knochen psychiatrischer Diagnosen zu bringen. Damit die Anonymität gewahrt bleibt, habe ich die Geschichten freilich so verändert, dass Wiedererkennungseffekte ausgeschlossen sind.

Entschuldigen müsste ich mich eigentlich bei allen Normalen, die gewiss oft zu heftig und ungerecht angegangen wurden. Doch man kann sich nur bei jemandem entschuldigen, den es wirklich gibt. Und nachdem ich wenige Zeilen zuvor alle Leser dieses Buches für nicht normal erklärt habe und auch sonst keinen einzelnen Menschen kenne, den ich bei näherem Zusehen als »normal« beschimpfen würde, fehlt es für eine Entschuldigung an einem wirklich Geschädigten. Kein Mensch ist einfach nur normal. Wenn »normal« schon nichts für die Ewigkeit ist, dann sind »normal« nur vorübergehende Verhaltensweisen, die jedem von uns unterlaufen können, auch Ihnen und mir. Auf die Gefahren dieser »Normalität« wollte das Buch hinweisen, ohne freilich ihre Segnungen zu verschweigen. Denn in diesem Leben sind wir darauf angewiesen, dass das meiste »normal« abläuft. Erst dann können wir die Kraft und die Muße finden, das Außerordentliche zu schätzen – und es davor bewahren, selber »normal« zu werden. Und schließlich sei es dem Psychiater gestattet, die Liebenswürdigkeiten seiner Patienten stärker ins Licht zu rücken, als bloß die Mühseligkeiten zu katalogisieren, die psychische Krankheiten natürlich immer für die Patienten selbst, aber auch für ihre Mitmenschen bedeuten.

Sollte jemand nach Lektüre dieses Buches der Auffassung sein, dass das alles »nicht so einfach ist« und man das »viel differenzierter und ausführlicher darstellen muss«, so möchte ich schon hier erklären, dass ich dem ohne Umschweife zustimme. Allerdings unter Ersetzung des »muss« durch ein »kann«. Denn umfangreiche psychiatrische Lehrbücher gibt es genug.

Das derzeit bekannteste Lehrbuch hat freilich ein solches Gewicht, dass es bei einer Fallhöhe von einem Meter den Bruch eines Mittelfußknochens bewirken würde. Unter diesem unfallchirurgischen Blickwinkel ist das vorliegende Buch völlig ungefährlich. Es versteht sich eher als kleine Praline denn als große Torte, als Appetitanreger und nicht als Sättigungsbeilage. Das Buch ist für Menschen geschrieben, die nicht vom Fach sind und die sich einen Überblick über die spannende Welt der Psychiatrie und Psychotherapie verschaffen möchten. Es hat mich sehr beruhigt, dass der gegenlesende Metzger das Buch verständlich fand. Nur bei den blödsinnig normalen »Sinusmilieus« sei er zurückgeschreckt. Im Wörterbuch habe er gefunden, dass es sich da um Hohlräume handeln müsse. Er vermutete also, Sinusmilieus hätten mit Hohlraumversiegelung zu tun. Ich finde, das trifft es.

Wer sich genauer informieren will, der sei natürlich auf die umfangreiche Fachliteratur verwiesen. Es gibt auch gute allgemeinverständliche Handreichungen zu einzelnen psychischen Erkrankungen für Patienten und Angehörige. Insbesondere gibt es hervorragende Selbsthilfeinitiativen von Betroffenen und Angehörigen, die sich nicht selten fachlich besser auskennen als mancher Fachkollege. Wir Fachleute haben uns gerade auf dem Gebiet von Psychiatrie und Psychotherapie offen und mit Argumenten kritischen Anfragen zu stellen. Es sollte zum Beispiel selbstverständlich sein, dass ein Patient den Therapeuten erst einmal nach seiner Ausbildung fragt, danach, nach welcher Methode er »Psychotherapie« durchzuführen beabsichtigt, und was die Wirkungen und Nebenwirkungen dieser Therapieform sein könnten. Denn Psychiatrie und Psychotherapie funktionieren eben nicht nach dem alten Psychiaterwitz: Fragt ein Passant einen Psychiater: »Wo geht's zum Bahnhof?« Antwort: »Weiß ich auch nicht, aber es ist gut, dass wir darüber geredet haben.«

Vor allem aber sollte man sich nicht andauernd mit seiner Psyche befassen. Dafür ist sie nicht gebaut. Und auch nicht mit seinem Psychiater, den sollte man am besten irgendwann vergessen. Lösungsorientierung bedeutet nämlich auch, dass der Patient sich von seinem Psychiater löst, der ja doch nicht mehr getan hat, als auf geschickte Weise dem Patienten wieder Zugang zu den eigenen Kräften zu verschaffen – mit denen er seine Probleme und seine Therapiebeziehung lösen kann. Ein Psychiater, der Dankesbriefe von seinen Patienten erwartet, hat etwas Wichtiges an seiner dienenden Aufgabe nicht verstanden. Wenn er sie dennoch bekommt, sollte er sich freilich nicht allzusehr grämen. Psychiatrie und Psychotherapie liefern bloß nützliche Methoden, um zeitweilige Störungen zu lindern oder zu beseitigen. Das ist ein höchst begrenztes Geschäft. Wege zum Glück haben die Psychowissenschaften nicht im Angebot. Und sicher gilt auch hier der Spruch von Odo Marquard: »Der Sinn, und dieser Satz steht fest, ist stets der Unsinn, den man lässt.« Wenn man die Menschen landesweit in Ratgebern und Illustrierten mit einem ununterbrochenen Psychogemurmel berieselt, dann besteht die Gefahr, dass irgendwann auch auf diesem Gebiet das eintritt, was Aldous Huxley der ganzen Medizin warnend voraussagte: »Die Medizin ist so weit fortgeschritten, dass niemand mehr gesund ist.«

Sachverzeichnis